TAFELN ZUR KLINISCH-MIKROSKOPISCHEN DIAGNOSTIK

VON

HANS FRANKE
PROFESSOR UND OBERARZT AN DER MEDIZINISCHEN UNIVERSITÄTSKLINIK LEIPZIG

1952

WALTER DE GRUYTER & CO.

vormals J. G. Göschen'sche Verlagshandlung · J. Guttentag, Verlagsbuchhandlung
Georg Reimer · Karl J. Trübner · Veit & Comp.

BERLIN W 35

Berlin W 35 · Archiv-Nr. 51 67 32
Printed in Germany · Satz und Druck: Oswald Schmidt GmbH., Leipzig III/18/65
5000/75/52

VORWORT

Auf vielfachen Wunsch haben wir uns entschlossen, die vorliegende Ausgabe von klinisch-mikroskopischen Bildtafeln aus der Monographie „Klinische Laboratoriumsmethoden" von Franke unter Mitarbeit von Hilgetag (erschienen 1952 im Verlag de Gruyter & Co., Berlin) separat herauszugeben. Zweck und Ziel dieser Tafeln soll es sein, daß der im Laboratorium tätige Arzt oder die technische Assistentin an ihrem Arbeitsplatz einen schnellen bildlichen Ratgeber zur Verfügung hat. Diese Bildsammlung soll lediglich ein visueller Fixpunkt zur raschen Information sein. Die technisch-methodischen Durchführungen der einzelnen Bestimmungsmethoden können nach dem letzten Stand aus obiger Monographie entnommen werden. Aus diesem Grunde ist auch in der vorliegenden Bildsammlung auf eine größere textliche Gestaltung verzichtet worden. Es ist der Wunsch des Verfassers, durch diese kleine Bildsammlung dem Anfänger im Laboratorium bei der Bewertung klinisch-mikroskopischer Befunde seine ersten diagnostischen Schritte zu leiten und somit dem Kranken zum Nutzen zu gereichen.

Leipzig, im Juli 1952

HANS FRANKE

INHALT

Blutgerinnung und Blutgerinnungskrankheiten

I. Phase Vorgerinnung	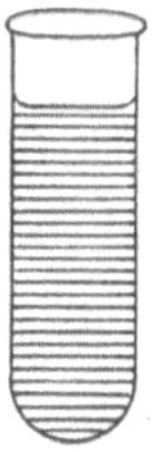	Plasma Pro Thrombozyten— **Thrombokinase** + **Kalzium**·· Gewebs **Prothrombin** (in Leber d. Vit. K gebildet) norm. Prothrombinmenge = 14—16 Sek. = 100 % Prothrombin d. h. etwa 0,3 g-% Faktor V	**Hemmung** durch Antikephalin und Kalkfäller (Oxalat, Zitrat) Dicumarol = Anti-Vit. K, sowie seltene Erden hemmen die Prothrombinsynthese Heparin - Antithrombinsynthese Faktor -V- Mangel (Owren)	**Klinische Gerinnungsstörung** bzw. **hämorrhagische Diathesen** I. Plasmatische Diathesen = Dyskoagulosen Hämophilie infolge Fehlens von Prothrombokinase im Plasma (Globulindefekt) Hypoprothrombinämie bei schweren Leberschäden, Vit.-K-Mangel, Fehlen der Kolibaz., Resorptionsstörungen = Parahämophilie und dysproteinot. Diathesen.
II. Phase Hauptgerinnung 5—7 Minuten	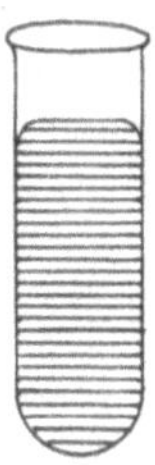	**Thrombin** **Fibrinogen** (in Mark oder Leber) 4 g-% im Plasma Profibrin ↓ **Fibrin**	Antithrombin (Heparin + Albumin), Hirudin Metathrombin (unwirksam) Fibrinogenmangel	Hyperfibrinogenämie b. Pneumonie, Pleuritis u. a. entzündl. Prozessen, Afibrinogenämie u. Fibrinogenopenie od. starke Fibrinogenolyse 1. ererbt (konstitutionell) 2. erworben: Autointox. Leberzellschäden sowie Inf.-Krankheiten, Knochenmarkschäden 3. Fibrinasthenie (Fanconi)
III. Phase Retraktion bzw. Nachgerinnung nach 7—10 Min. Beginn der Retraktion in vivo **Blutstillung**	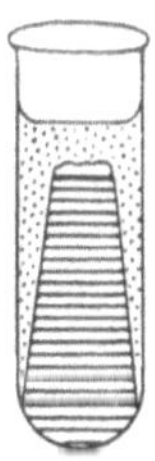	Fibrin + Retraktozym der Thrombozyten retrahierter Blutkuchen normale Retraktionszeit 30—60 Minuten	bei Thrombozytenmangel od. funktioneller Insuff. der Thrombozyten keine normale Retraktion	II. Zelluläre Diathesen = Störung der Agglutination u. Retraktion der Thrombozyten Thrombopenie Werlhof Thrombopathie (GLANZMANN) u. Unterformen (HAEGELI, JÜRGENS) Mangel an Retraktozym
IV. Fibrinolyse		Fibrinolysin = Serumprotease (z. B. vermehrt bei akut. gelber Leberatrophie) baut ab zu Polypeptiden und Aminosäuren	Antifibrinolysin vermehrt bei Tbc.	bei akuter gelber Leberatrophie vermehrtes Fibrinolysin
Vitaler Gefäßfaktor		Kapillarfunktion und Retraktion des Blutkuchens (Kontraktion und Retraktion)	Störung der Kapillarfunktion	III. Vaskuläre Diathesen = Angiopermeosen Purpura (allergisch, infektiös, toxisch) Purpura rheumatica Skorbut u. P-Avitaminosen Oslersche Erkrankung Schambergsche Erkrankung

Zusammenhänge zwischen Blut- und Gallenfarbstoffderivaten sowie Porphyrinen

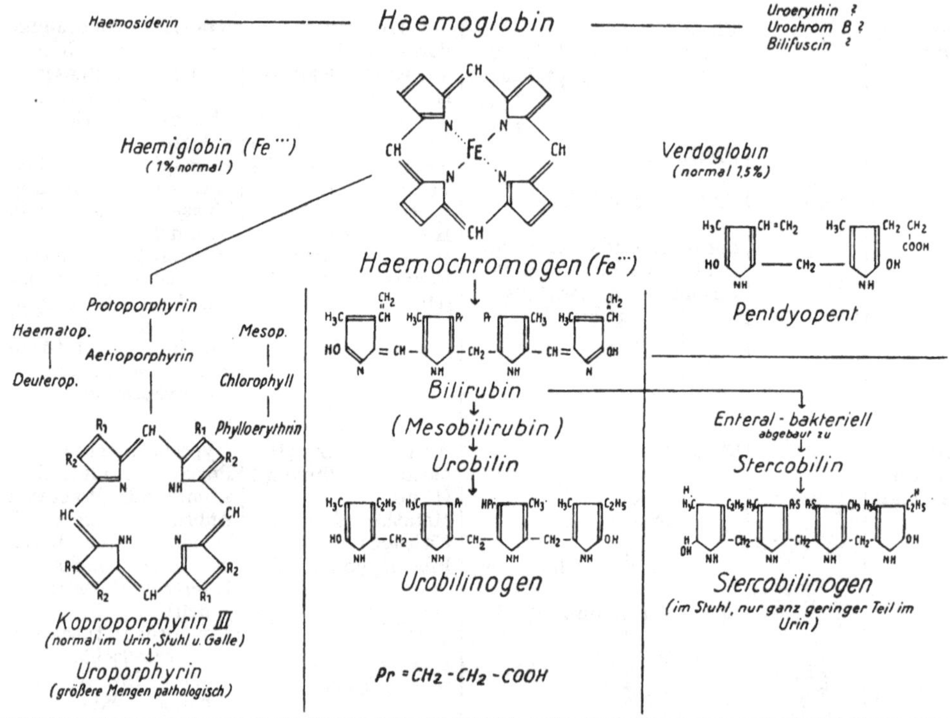

Chem. Charakteristika

Bilirubin

direkt: passiert Niere + Cholalurie b. hepatogenem- u. Stauungsikterus

indirekt: passiert nicht die Niere, keine Cholalurie. In der Norm 0,4–0,6 mg%, vermehrt bei haemolyt. Ikterus

Urobilin(ogen)

Pentdyopent +
Optisch inaktiv
Eisenchlorid + HCL = violett Mesobiliviolin / rot Mesobilirhodin
geht aus Chlorof. in verd. NaOH über (färbt diese violettrot)
Cu-Salz spezif. Spektrum
Schlesinger Reaktion +
Ehrlich's Reaktion +

Stercobilin(ogen)

Pentdyopent −
Optisch aktiv
Eisenchlorid + HCL = braungelbes Komplexsalz
geht aus Chlorof. nicht in verd NaOH über (diese bleibt farblos)
Cu-Salz spezif. Spektrum
Schlesinger Reaktion +
Ehrlichs Reaktion +

Übersicht über die Ausscheidung von Urobilin(ogen) und (Sterkobilin(ogen) im Harn

	Urobilin(ogen)	Sterkobilin(ogen)
Normal (Stuhl)	−−	+
Hepatozellulärer Ikterus		
im Beginn	++	(+)
im weiteren Verlauf	++	+
beim Abklingen	+	++
Mechanischer Ikterus		
totaler Verschluß (Stuhl)	(+)	0
partieller Verschluß (Stuhl)	(+)	+
Leberzirrhose		
kompensiert	(+)	+
dekompensiert	+	(+)
Pilzvergiftung		
Beginn	++	(+)
weiterer Verlauf (Stuhl)	++	++
Hämolytische Anämie	(+)	++
Perniziosa	(+)	++
Malaria	+	++

Klinische Übersicht des gestörten Bilirubinstoffwechsels

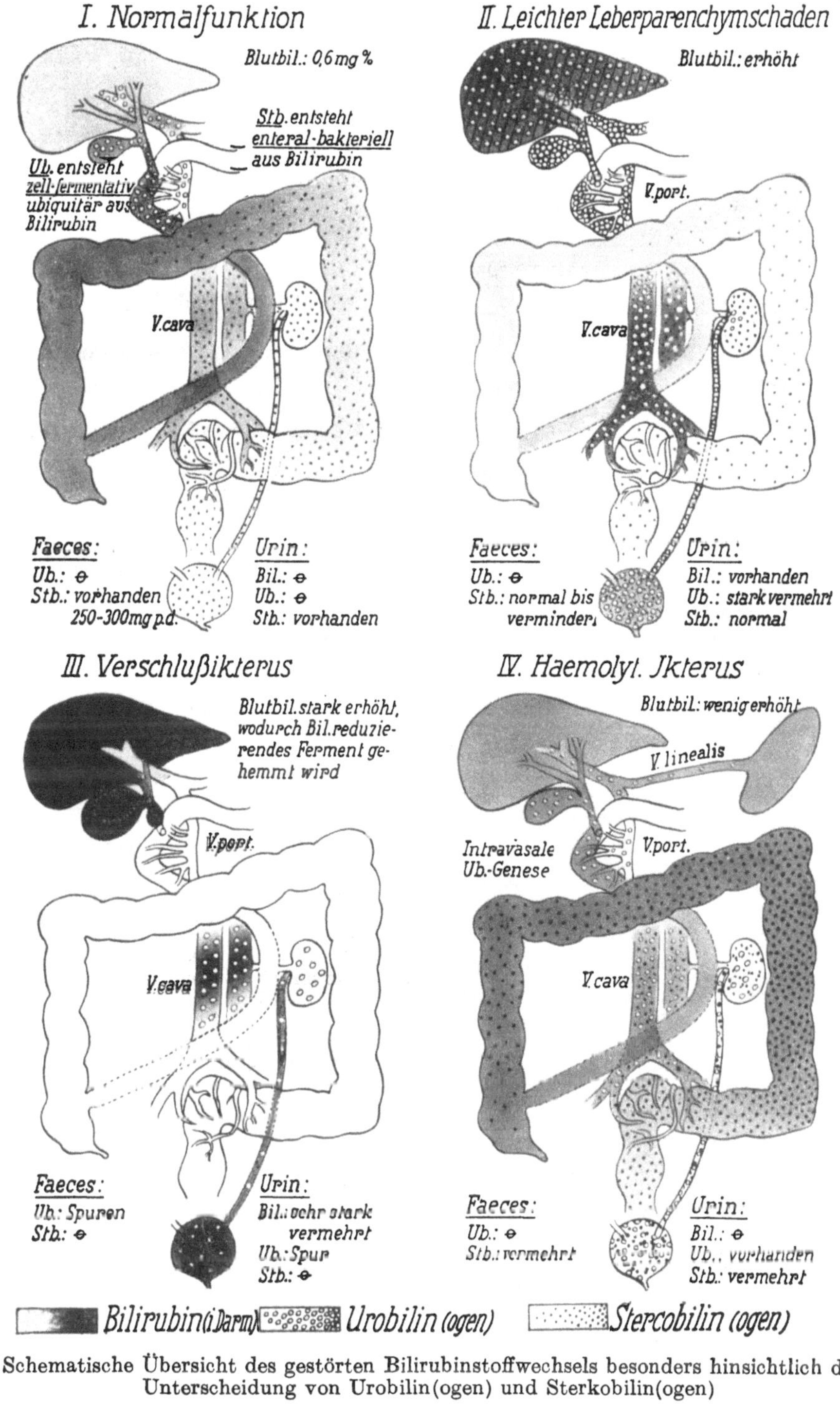

Schematische Übersicht des gestörten Bilirubinstoffwechsels besonders hinsichtlich der Unterscheidung von Urobilin(ogen) und Sterkobilin(ogen)

Spektraltafel

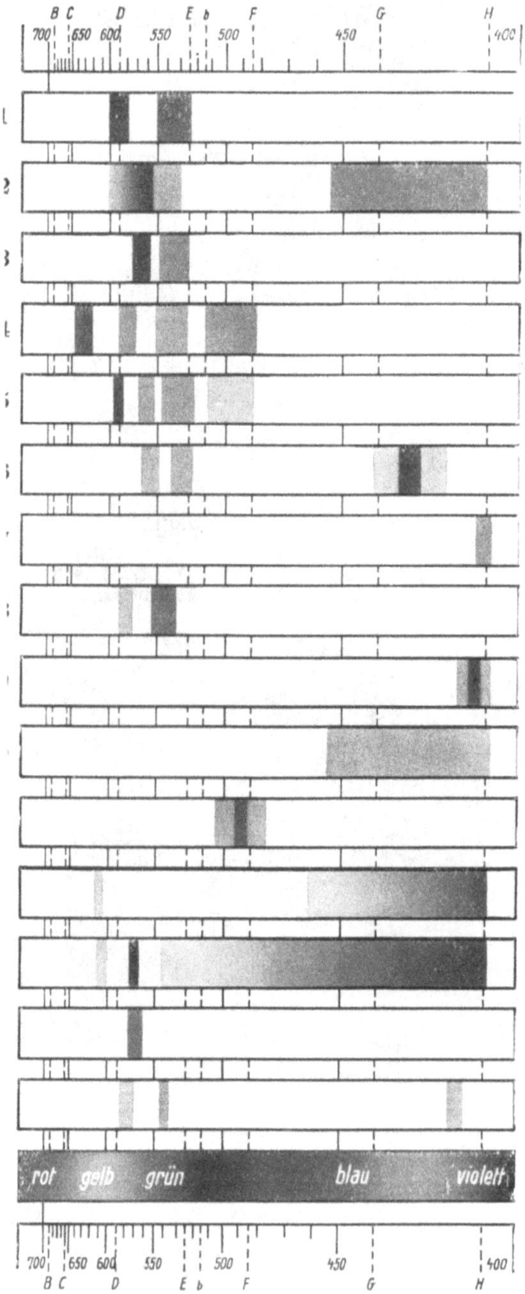

Oxyhämoglobin

reduz. Hämoglobin

Kohlenoxydhämoglobin

Hämiglobin (Met-Hb) in saurer und neutraler Lösung

Hämiglobin in alkalischer Lösung

Hämochromogen

Hämatoporphyrin (in 25%iger HCl)

Uroporphyrin (in 25%iger HCl)

Koproporphyrin (in 25%iger HCl)

Bilirubin

Urobilin in saurer Lösung

Sulfhämoglobin im hämolyt. Blut

Pentdyopent (Na-Salz des Dioxypyrromethen allein durch Erhitzen mit NaOH)

Pentdyopent (wie oben, nur nach Zusatz von Hydrosulfit)

O_2-Myoglobin

Sonnenspektrum

Spektraltafel

Tafel I

Pathologie der Erythrocyten

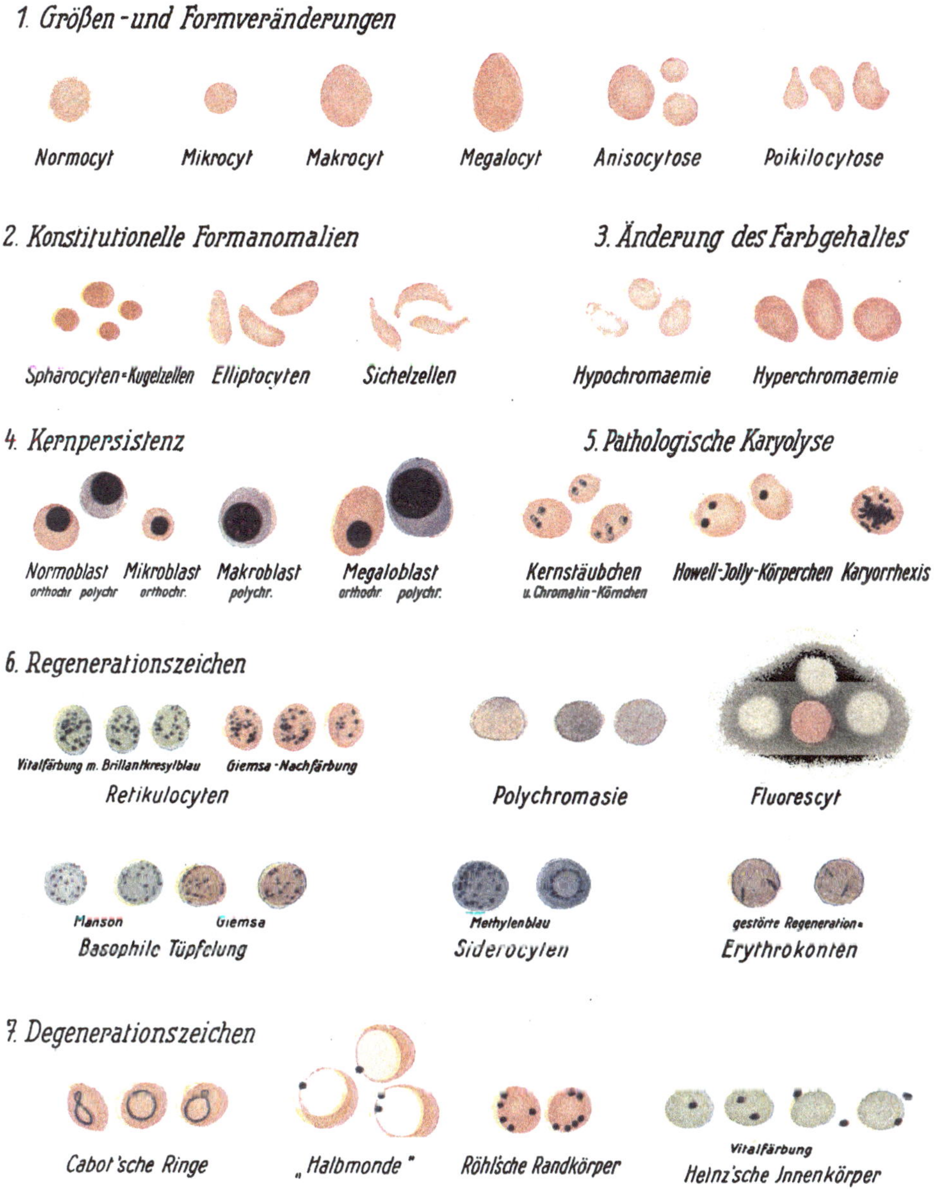

Tafel II

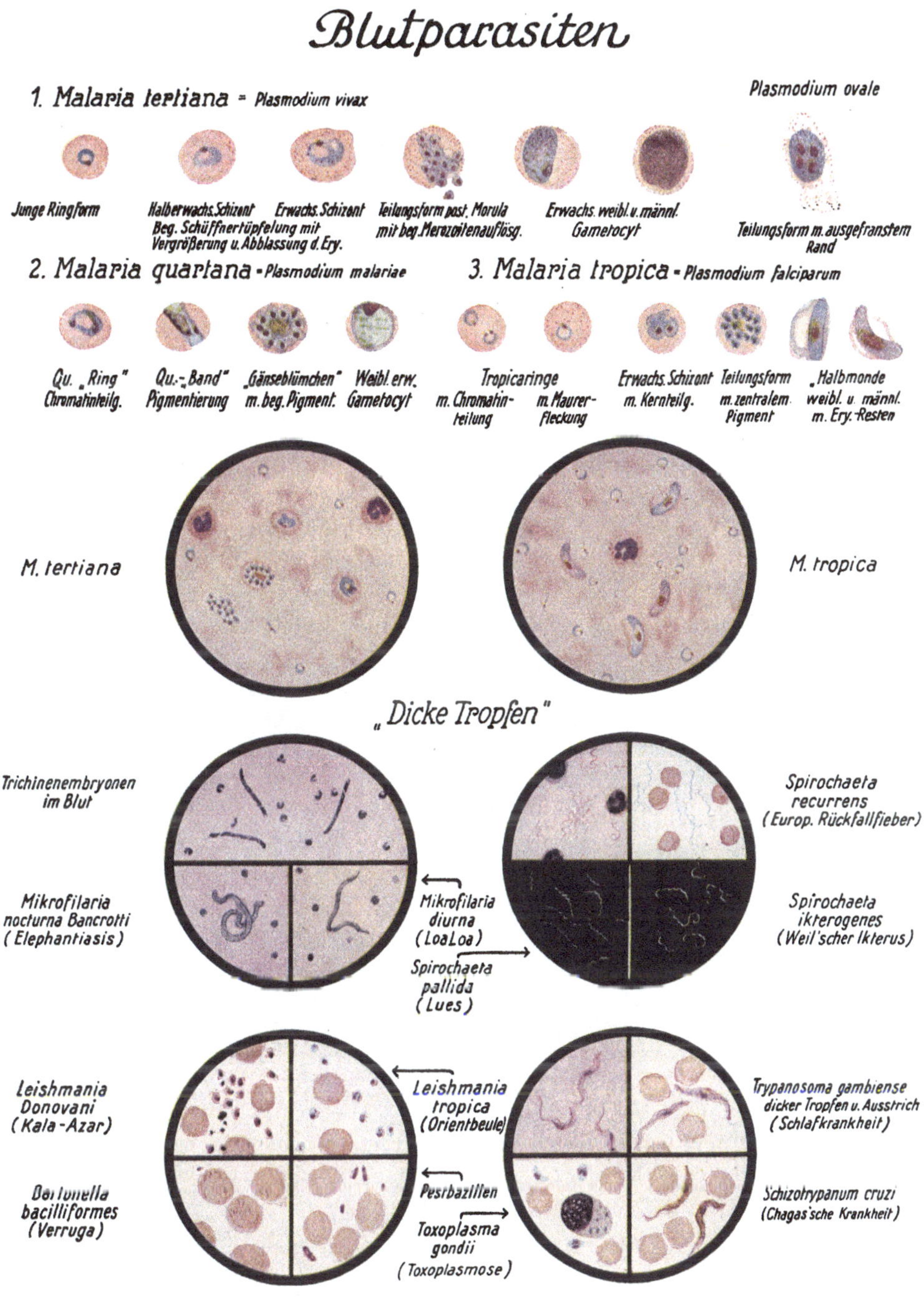

Blutparasiten
1. Malaria tertiana = Plasmodium vivax
Plasmodium ovale
Junge Ringform
Halberwachs. Schizont
Beg. Schüffnertüpfelung mit Vergrößerung u. Abblassung d. Ery.
Erwachs. Schizont
Teilungsform post. Morula mit beg. Merozoitenauflösg.
Erwachs. weibl. u. männl. Gametocyt
Teilungsform m. ausgefranstem Rand
2. Malaria quartana = Plasmodium malariae
3. Malaria tropica = Plasmodium falciparum
Qu. „Ring" Chromatinteilg.
Qu.-„Band" Pigmentierung
„Gänseblümchen" m. beg. Pigment.
Weibl. erw. Gametocyt
Tropicaringe
m. Chromatin-teilung
m. Maurer-fleckung
Erwachs. Schizont m. Kernteilg.
Teilungsform m. zentralem Pigment
„Halbmonde weibl. u. männl. m. Ery.-Resten
M. tertiana
M. tropica
„Dicke Tropfen"
Trichinenembryonen im Blut
Spirochaeta recurrens (Europ. Rückfallfieber)
Mikrofilaria nocturna Bancrotti (Elephantiasis)
Mikrofilaria diurna (Loa Loa)
Spirochaeta ikterogenes (Weil'scher Ikterus)
Spirochaeta pallida (Lues)
Leishmania Donovani (Kala-Azar)
Leishmania tropica (Orientbeule)
Trypanosoma gambiense dicker Tropfen u. Ausstrich (Schlafkrankheit)
Bartonella bacilliformes (Verruga)
Pestbazillen
Toxoplasma gondii (Toxoplasmose)
Schizotrypanum cruzi (Chagas'sche Krankheit)

Tafel III

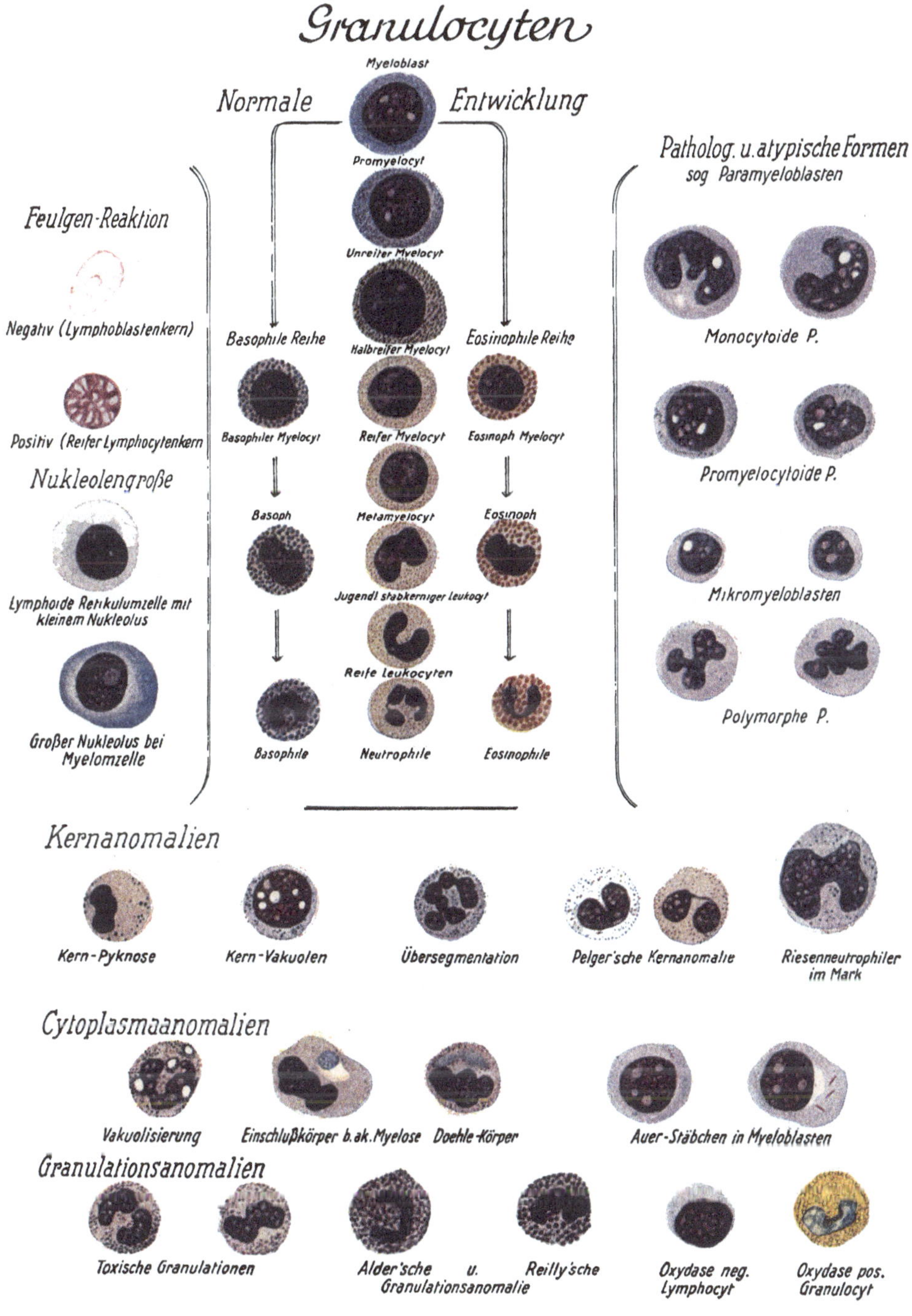
Granulocyten
Myeloblast
Normale Entwicklung
Patholog. u. atypische Formen
sog. Paramyeloblasten
Promyelocyt
Feulgen-Reaktion
Unreifer Myelocyt
Negativ (Lymphoblastenkern)
Basophile Reihe
Halbreifer Myelocyt
Eosinophile Reihe
Monocytoide P.
Positiv (Reifer Lymphocytenkern)
Basophiler Myelocyt
Reifer Myelocyt
Eosinoph. Myelocyt
Promyelocytoide P.
Nukleolengröße
Basoph.
Metamyelocyt
Eosinoph.
Mikromyeloblasten
Lymphoide Retikulumzelle mit kleinem Nukleolus
Jugendl. stabkerniger Leukocyt
Reife Leukocyten
Polymorphe P.
Großer Nukleolus bei Myelomzelle
Basophile
Neutrophile
Eosinophile
Kernanomalien
Kern-Pyknose
Kern-Vakuolen
Übersegmentation
Pelger'sche Kernanomalie
Riesenneutrophiler im Mark
Cytoplasmaanomalien
Vakuolisierung
Einschlußkörper b. ak. Myelose
Doehle-Körper
Auer-Stäbchen in Myeloblasten
Granulationsanomalien
Toxische Granulationen
Alder'sche u. Reilly'sche Granulationsanomalie
Oxydase neg. Lymphocyt
Oxydase pos. Granulocyt

Tafel IV

Nichtgranulierte Zellen

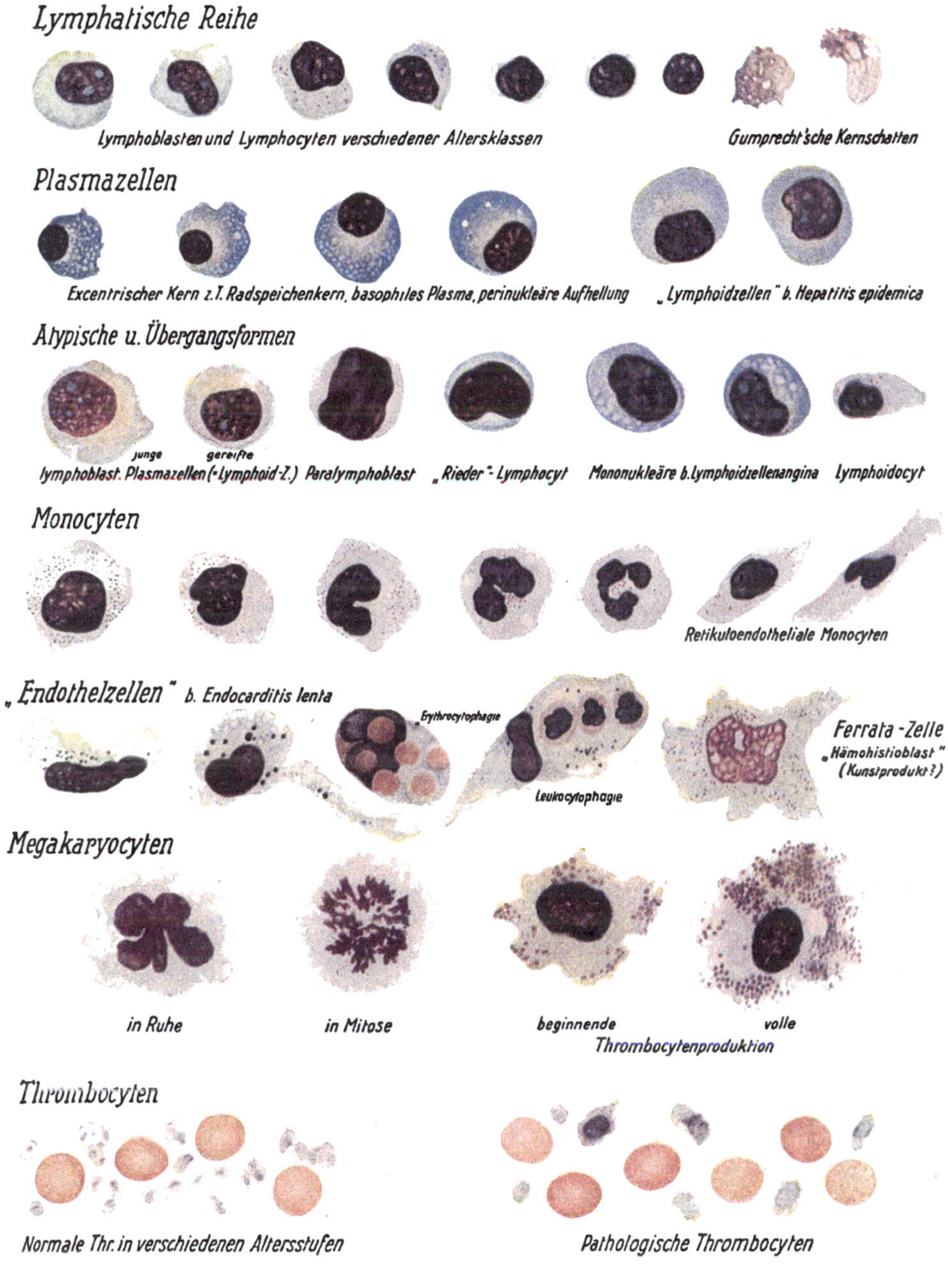

Tafel V

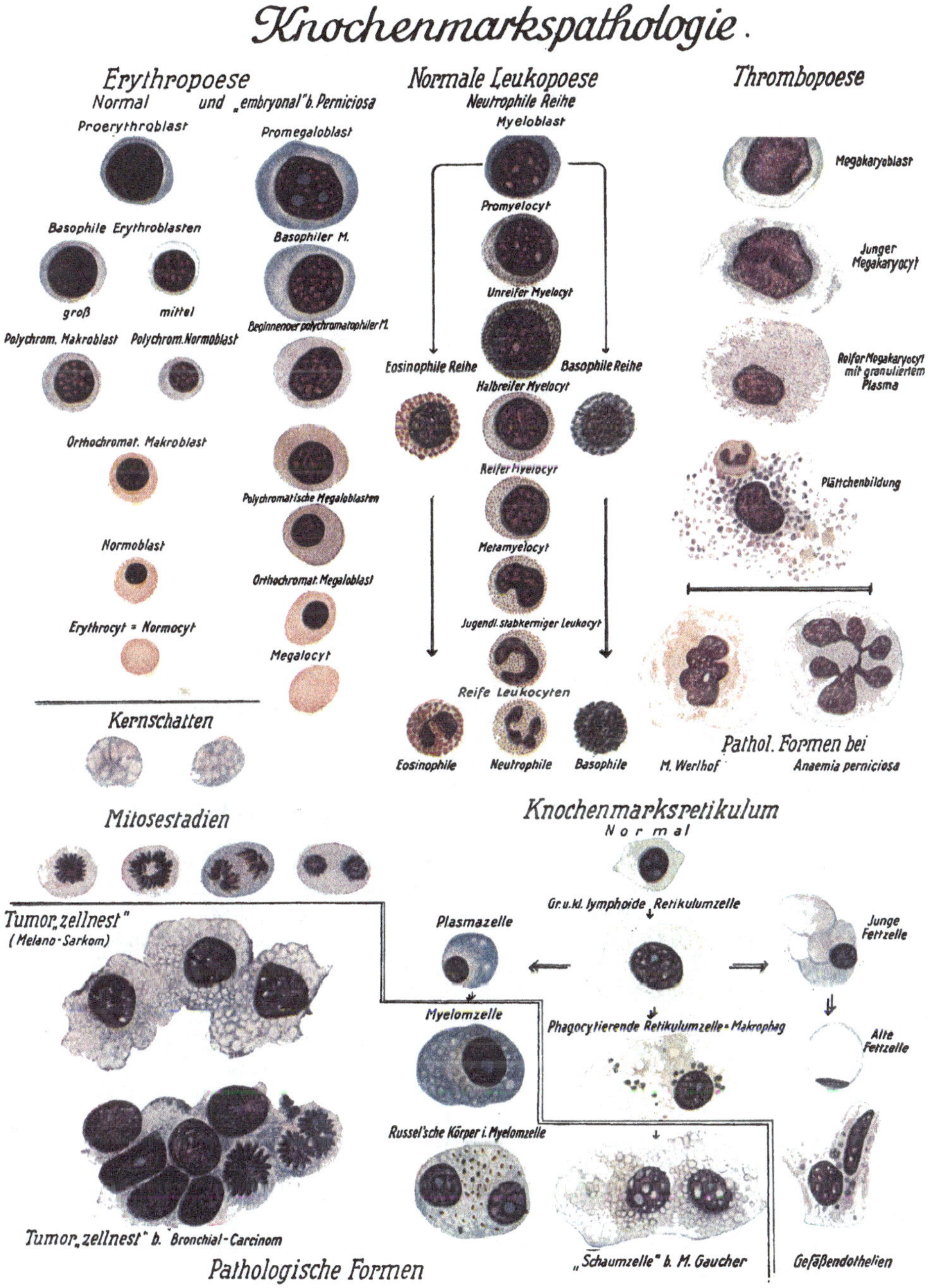

Knochenmarkspathologie.
Erythropoese
Normal und „embryonal" b. Perniciosa
Proerythroblast
Promegaloblast
Basophile Erythroblasten
Basophiler M.
groß
mittel
Polychrom. Makroblast
Polychrom. Normoblast
Beginnender polychromatophiler M.
Orthochromat. Makroblast
Polychromatische Megaloblasten
Normoblast
Orthochromat. Megaloblast
Erythrocyt = Normocyt
Megalocyt
Kernschatten
Normale Leukopoese
Neutrophile Reihe
Myeloblast
Promyelocyt
Unreifer Myelocyt
Eosinophile Reihe
Basophile Reihe
Halbreifer Myelocyt
Reifer Myelocyt
Metamyelocyt
Jugendl. stabkerniger Leukocyt
Reife Leukocyten
Eosinophile
Neutrophile
Basophile
Thrombopoese
Megakaryoblast
Junger Megakaryocyt
Reifer Megakaryocyt mit granuliertem Plasma
Plättchenbildung
Pathol. Formen bei
M. Werlhof
Anaemia perniciosa
Mitosestadien
Knochenmarksretikulum
Normal
Gr. u. kl. lymphoide Retikulumzelle
Plasmazelle
Junge Fettzelle
Myelomzelle
Phagocytierende Retikulumzelle = Makrophag
Alte Fettzelle
Russel'sche Körper i. Myelomzelle
„Schaumzelle" b. M. Gaucher
Gefäßendothelien
Tumor„zellnest"
(Melano-Sarkom)
Tumor„zellnest" b. Bronchial-Carcinom
Pathologische Formen

Blutfärbemethoden

(Text zu nebenstehender Tafel)

Linke Reihe a–f: Normale Erythropoese mit panoptischer Färbung. Basophilie = blau entspricht dem Ribonukleinsäuregehalt im Plasma.

Rechte Reihe a–f: Normale Erythropoese. Methylgrün-Pyronin-Färbung. Rotfärbung des Plasmas entspricht dem Ribonukleinsäuregehalt.

Linke Reihe g–l: Feulgen-Färbung. Jugendliche Kerne = blaßrosa, d. h. ribonukleinsäurereich. Reife Kerne = karminrot = thymonukleinsäurereich.

Rechte Reihe g- m: Feulgen-May-Grünwald-Färbung. Jugendliche Kerne hellviolett, reife Kerne dunkelviolett.

Oberer Mittelkreis: Vergleichsbilder normaler Blutzellen. 1. Phasenkontrastbild, d.h. lebende ungefärbte Zellen. 2. Dunkelfeldbild, d. h. lebende ungefärbte Zellen mit übertriebenem Kontrast. 3. Normales panoptisches Bild der toten und fixierten Blutzellen.

Untere Kreise: 4. Megakaryozyt im Lumineszenzlicht. 5. Retikulinfasern bzw. Gitterfasern des Protoplasmas im Knochenmark nach der Silberimprägnierung nach Gömöri. 6. Basophiler Leukozyt mit Toluidinblau gefärbt, Granula metachromatisch. 7. Peroxydasefärbung Indophenolblau-Reaktion. Myeloische Zellen erscheinen deutlich blaugefärbt. 8. Native rote und weiße Blutkörperchen im Lichtmikroskop. 9. Osteoklast s. Polykaryozyt. 10. Sogenannte flammende Plasmazellen durch rotgefärbtes Plasma. 11. Segmentkernige Plasmazellen bei Mitosestörung. 12. Kurloff-Körper = zentrale Vakuolen in Lymphozyten. 13. Eosinophilen-Spezialfärbung mit Phloxin = tiefrot. 14. Typische Osteoblasten. 15. Paraglobulinkristalle in Myelomzelle, chromierbar nach Susa-Fixation und Methylgrün-Pyronin-Färbung. 16. Stilbamidin-Ribonukleinsäure-Niederschläge nach Giemsa gefärbt. 17. Paraglobulinkristalle fuchsinophil. 18. Paraglobulinkristalle nach Giemsa achromatisch. 19. Schema des Stoffwechsels einer Plasmazelle. Der Nukleolus ist bei jugendlichen Zellen und in kinetischen Zeiten sehr groß und stellt das eigentliche Ergastoplasma dar; er ist sehr ribonukleinsäurereich, ebenso wie das nukleolusnahe Chromatin oder Heterochromatin. Hier werden offenbar auch basische Proteine aus Heterochromatin gebildet, während das nukleolusferne Chromatin die Thymonukleinsäure enthält. Diese Befunde sind vor allem durch die Ultraviolettabsorptionsspektroskopie von Caspersson ermittelt.

Tafel VI

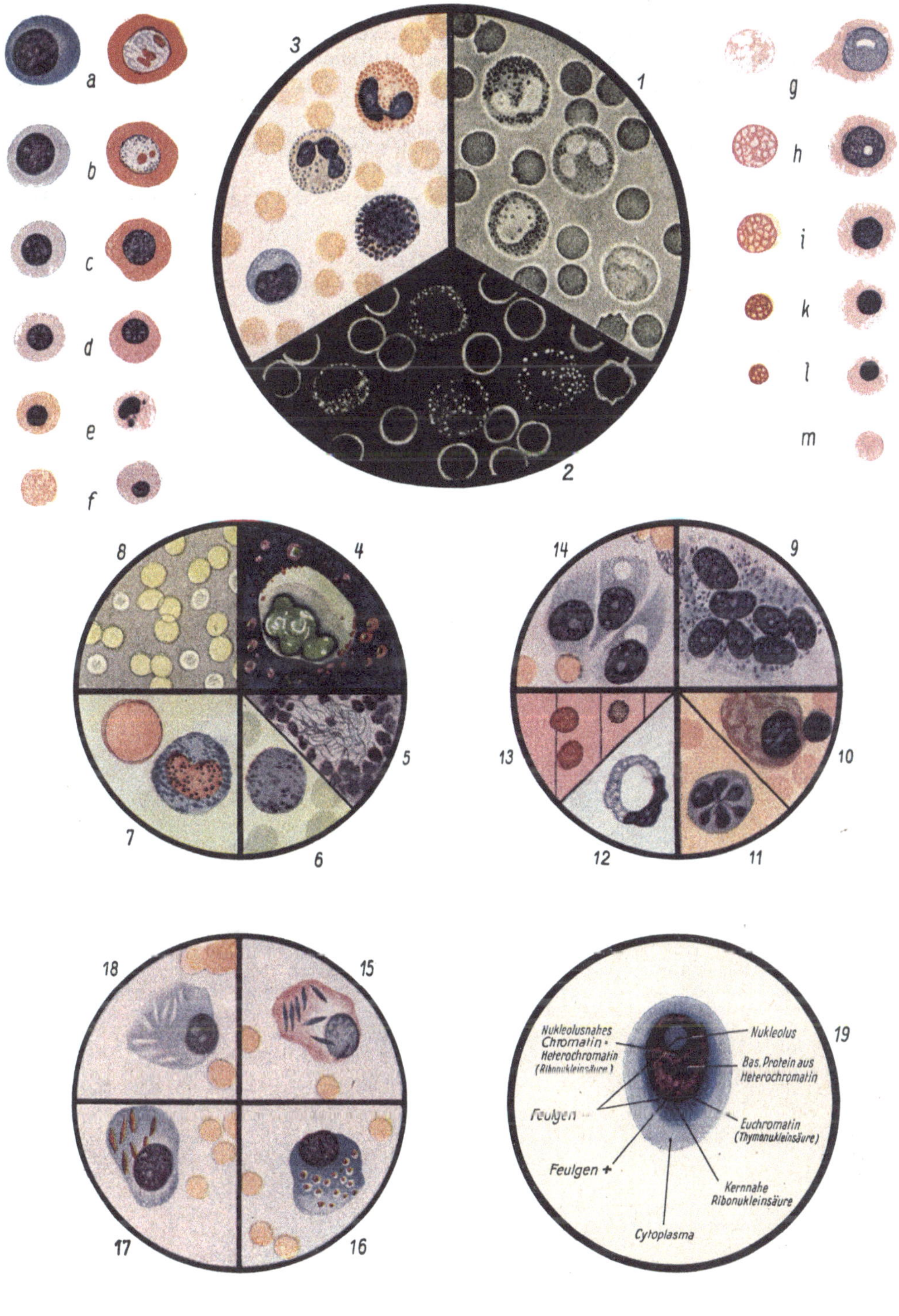
a
b
c
d
e
f
3
1
2
g
h
i
k
l
m
8
4
5
6
7
14
9
10
11
12
13
18
15
16
17
19
Nukleolusnahes Chromatin = Heterochromatin (Ribonukleinsäure)
Nukleolus
Bas. Protein aus Heterochromatin
Feulgen –
Euchromatin (Thymonukleinsäure)
Feulgen +
Kernnahe Ribonukleinsäure
Cytoplasma

Drüsen- und Organpunktate

(Text zu nebenstehender Tafel)

Drüsenpunktate: 1. Normales Drüsenpunktat mit vorwiegend Lymphozyten. – *2.* Epitheloidzellen im Drüsenpunktat bei Tuberkulose. – *3.* Langhannssche Riesenzelle bei Lymphdrüsentuberkulose mit Nekrosen. – *4.* Zweikernige Sternbergsche Riesenzelle mit großen Nukleolen bei Lymphogranulomatose der Lymphdrüsen. – *5.* Lymphosarkom.

Leberpunktate: 6. Alkoholische Hepatose mit Fettinfiltration. – *7.* Infiltrierende Krebsmetastasen im Lebergewebe. – *8.* Nekrotisierende Hepatitis mit Zelldetritus. – *9.* Leberamyloid.

Milzpunktate: 10. Lymphogranulomatose mit Riesenzellen. – *11.* Retikulumzellen der Milz. – *12.* Milz bei hämolytischem Ikterus mit teilweiser Erythrolyse und Hämosiderose (VAN GIESON-EISEN). – *13.* Amyloidmilz (Gentianaviolett).

Lungenpunktate: 14. Alveolarepithelien. – *15.* Makrophagen. – *16.* Alveolarhistiozyten. – *17.* Sog. „Tabakzellen“ bei Rauchern.

Tafel VII

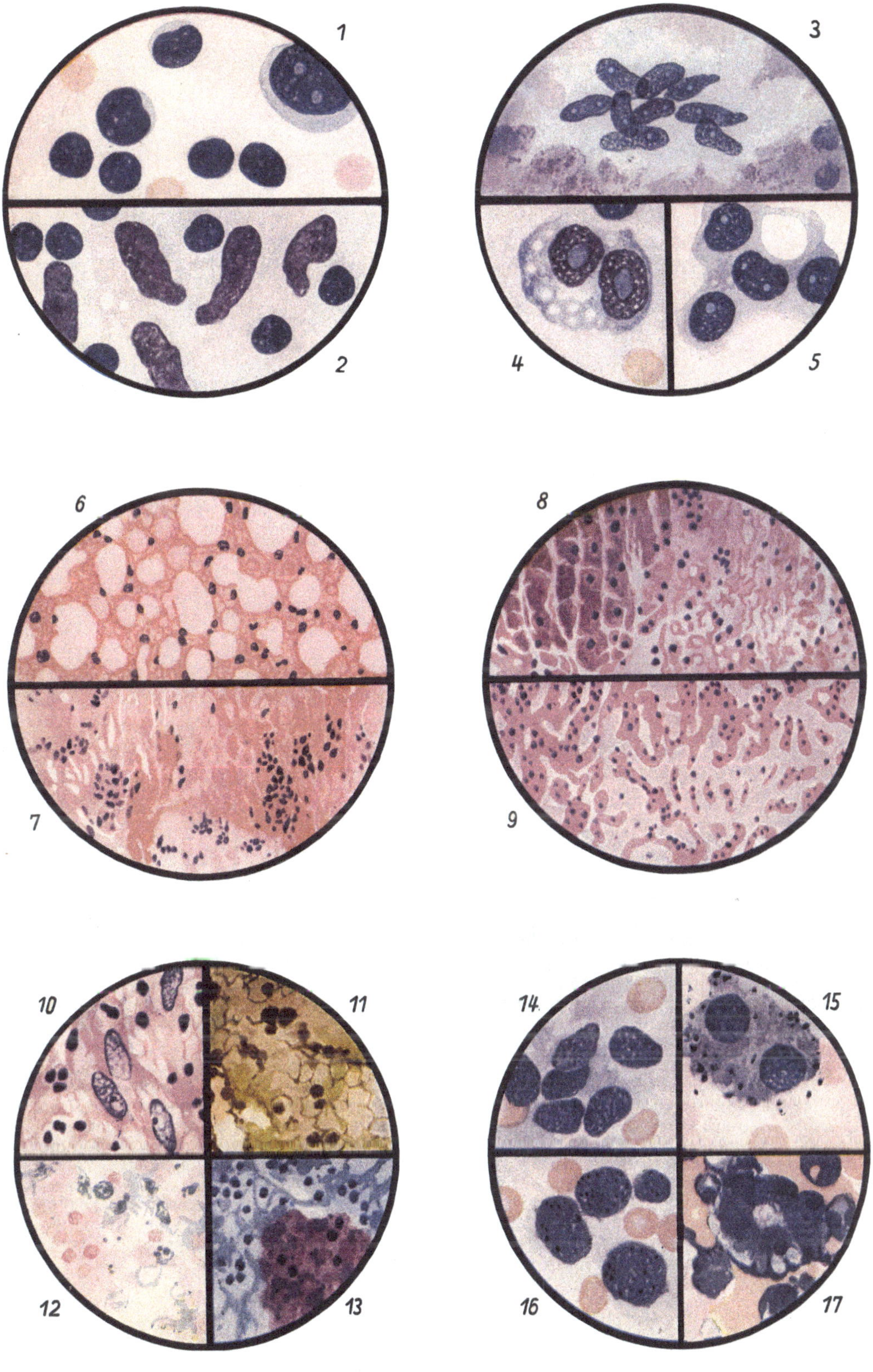

Bakterielle Abstriche

(Text zu nebenstehender Tafel)

Konjunktivalsekret: 1. Diplobazillen (gramnegativ) bei Diplobazillen-Konjunktivitis. – *2.* Prowaczeksche Epitheleinschlüsse oder sog. Trachomkörper. – *3.* Xerosebazillen (grampositiv). – *4.* Koch-Weeks-Bazillen (gramnegativ) bei Konjunktivitis.

Mund und Rachen: 5. Fusibakterium Plaut-Vincenti bei Rachenabstrich von Angina Plaut-Vicenti mit vereinzelten Leukozyten und Epithelien (Gramfärbung). – *6.* Gleichfalls fusiforme Stäbchen im Zahnfleischabdruck mit dem Styroflexverfahren. – *7.* Meningokokken. – *8.* Streptokokken. – *9.* Diphtheriebazillen im Rachenabstrich nach GRAM. – *10.* Diphtheriebazillen bei Neißerfärbung.

Verschiedenes: 11. Gasbrandbazillen (Clostridium perfringens welchii) in junger Kultur, nur bei älteren Individuen begegnet grampositive Färbung. – *12.* Milzbrandbazillen, Sporenfärbung (Sporen rot, Bakterien blau). – *13.* Milzbrandbazillen. – *14.* Proteus vulgaris (Geißelfärbung nach CAESARIS). – *15.* Tetanusbazillen (Sporenfärbung, Bazillen blau, Sporen rot). – *16.* Tuberkelbazillen (Nachtblaufärbung). – *17.* Tuberkelbazillen (Fluoreszenzfärbung mit Auramin). – *18.* Schweinerotlauf. – *19.* Tuberkelbazillen (Ziehl-Neelsen-Färbung). – *20.* Enterokokken. – *21.* Donovankörper bei Lymphogranuloma inguinale. – *22.* Staphylococcus aureus. – *23.* Kolibazillen. – *24.* Chronische Gonorrhoe mit Leukozyten und Lymphozyten. – *25.* Unna-Ducreyscher Bazillus bei Ulcus molle. – *26.* Spirochaeta pallida nach Levaditi-Silberimprägnation im Gewebsschnitt. – *27.* Akute Gonorrhoe mit zahlreichen intrazellulär gelagerten Gonokokken.

Tafel VIII

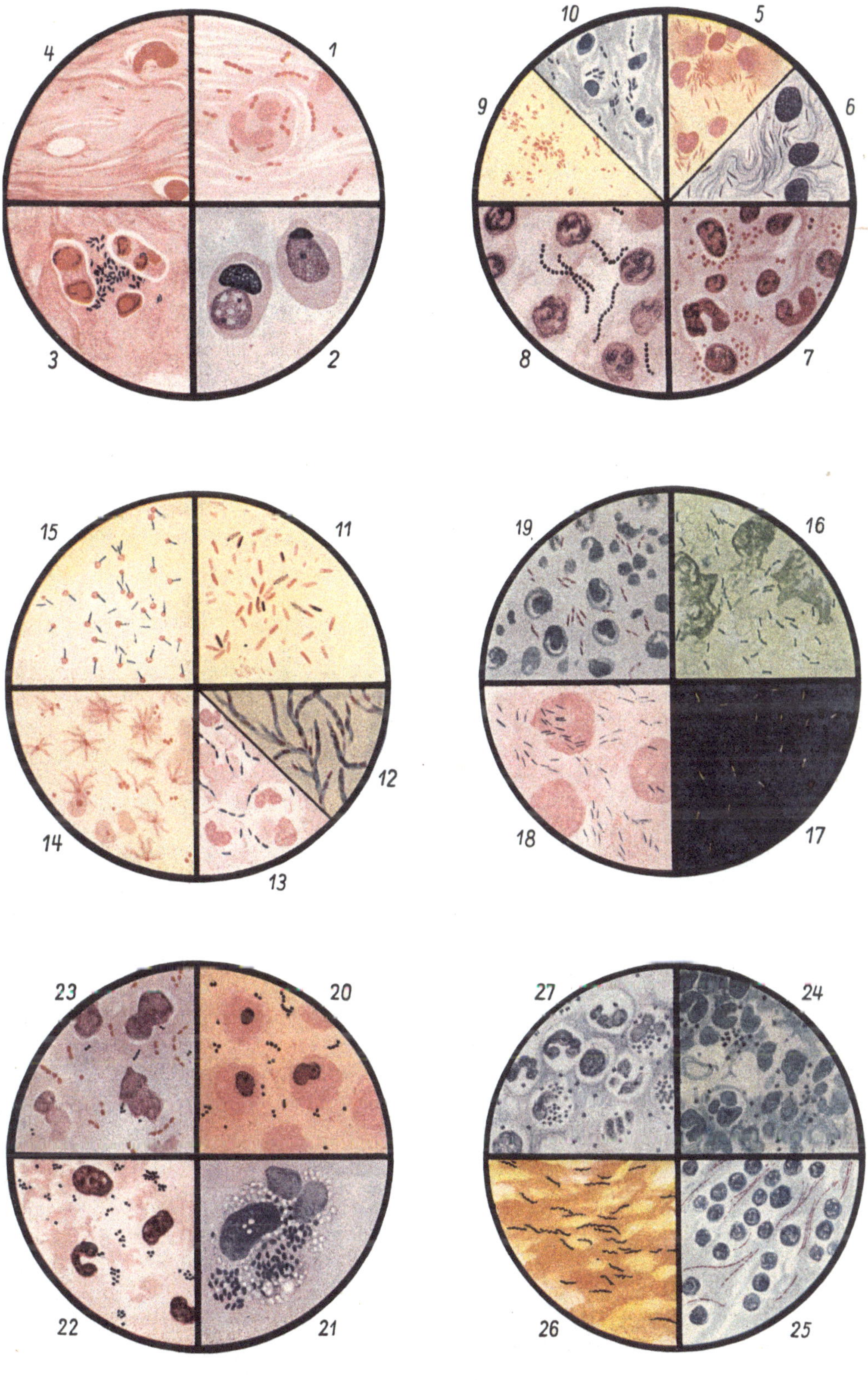

Harnzylinder und Harnparasiten

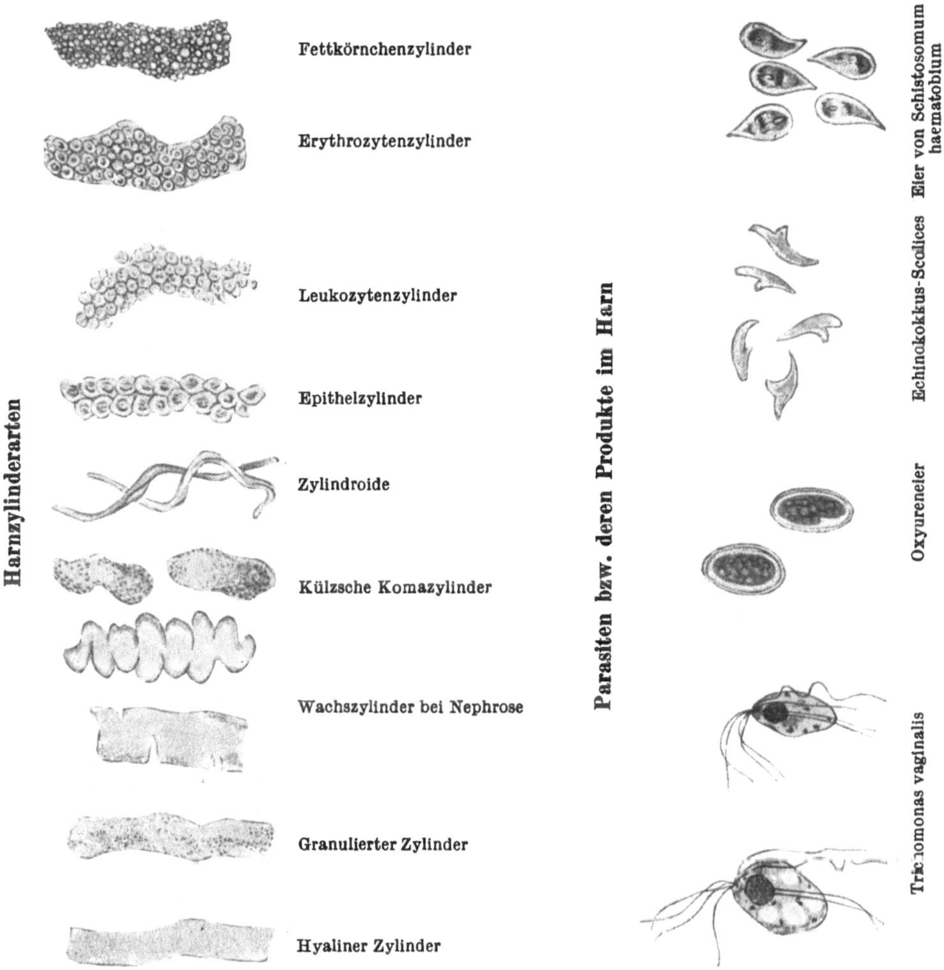

Organisierte Harnsedimente

Erythrozyten und Leukozyten

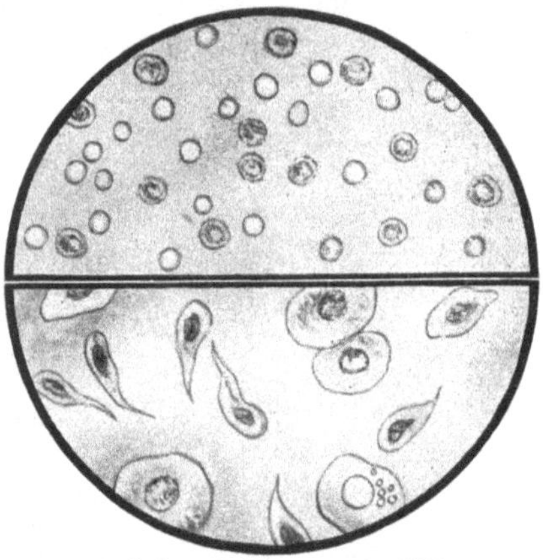

Epithelien aus Harnwegen und Blase

Kolipyelitis und Epithelien des Nierenbeckens und der Harnwege

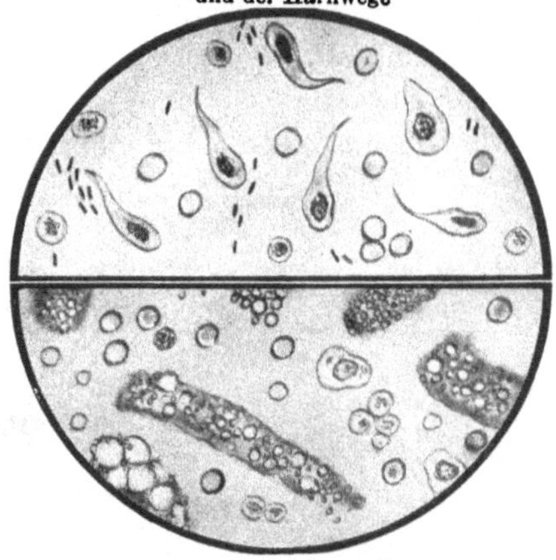

Chron. Nephritis mit granulierten Zylindern

Fremdkörper: 1. Seide, 2. Baumwolle, 3. Wolle — Spermatozoen

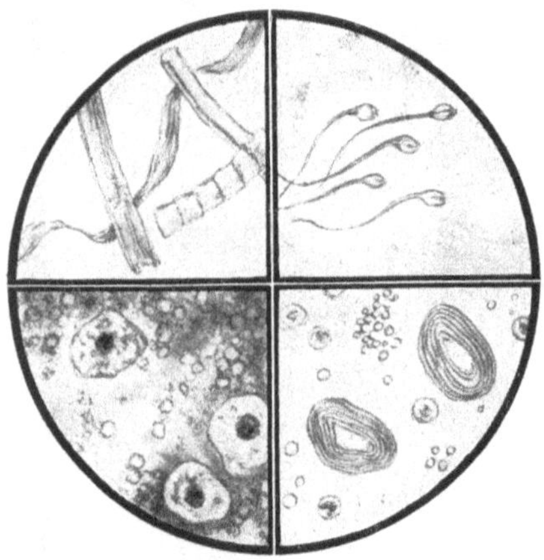

Sediment bei Menses — Corpora amylacea bei Prostatitis

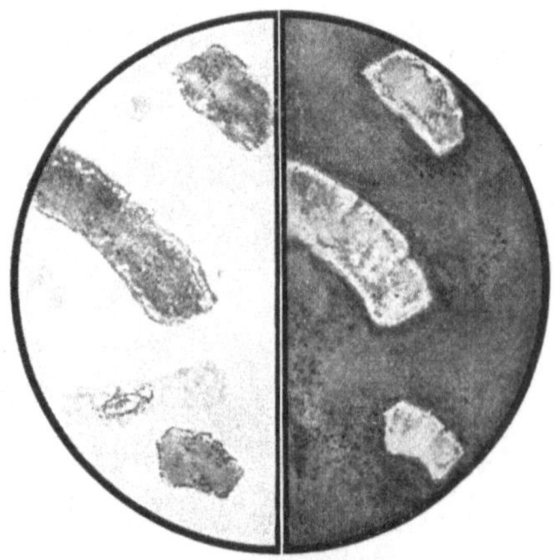

Doppelbrechende Lipoide im Polarisationsmikroskop bei verschiedener Stellung der Nikols

Schimmelpilze — Sarzine

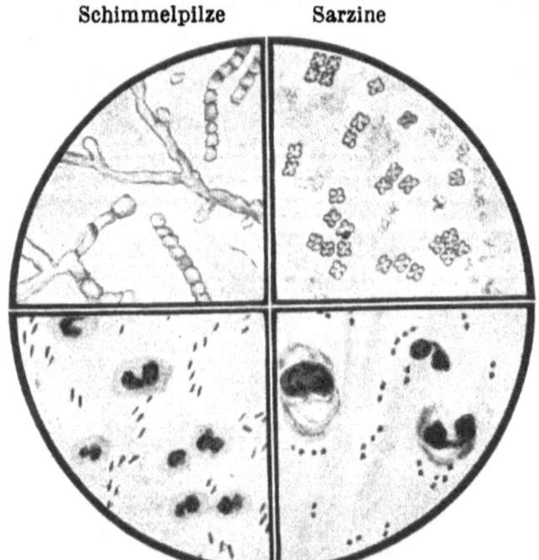

Kolibazillen — Enterokokken

Staphylokokken — Streptokokken

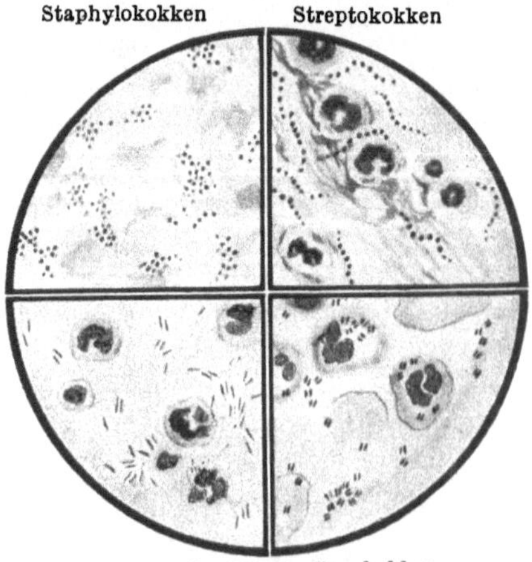

Tuberkelbazillen — Gonokokken

Nicht organisierte Sedimente im Harn

Harnsäure

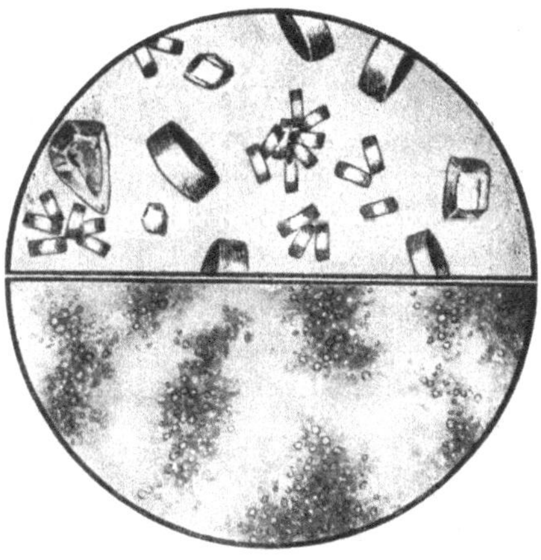

Urate

Kalziumoxalat

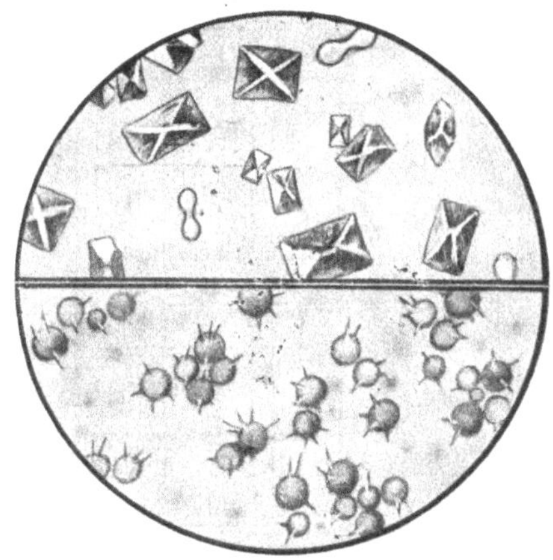

Ammoniumurat

Kalziumsulfat

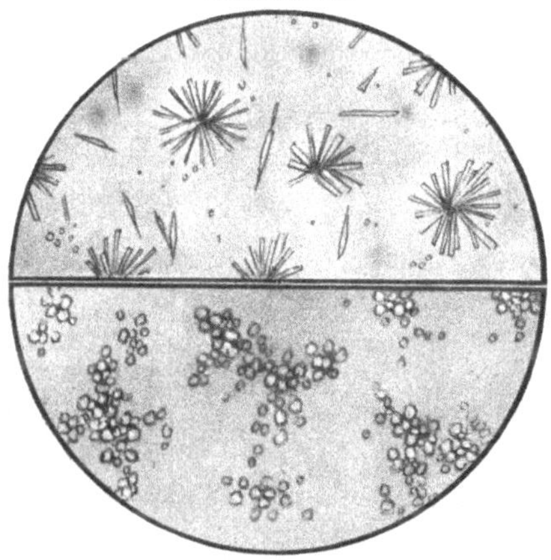

Kohlensaurer Kalk

Magnesiumammoniumphosphat (Tripelphosphat)

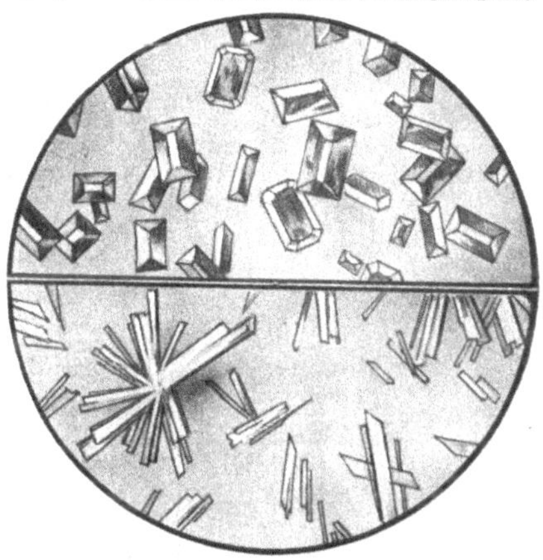

Dikalziumphosphat

Tyrosin Leuzin

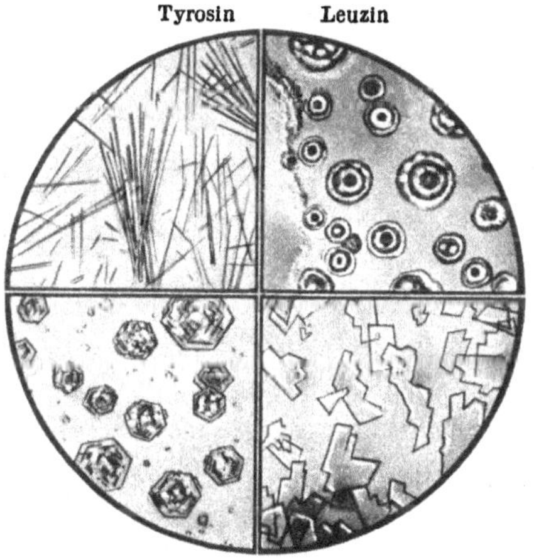

Zystin Cholesterin

Azetylsulfathiazol

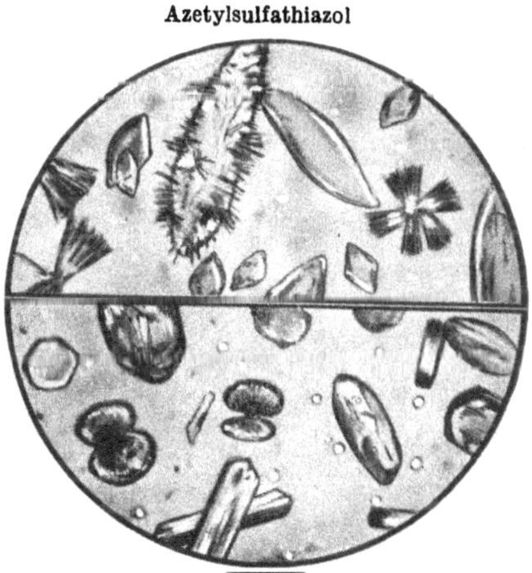

Azetylsulfapyridin

Goldsol- und Mastixkurven im Liquor cerebrospinalis

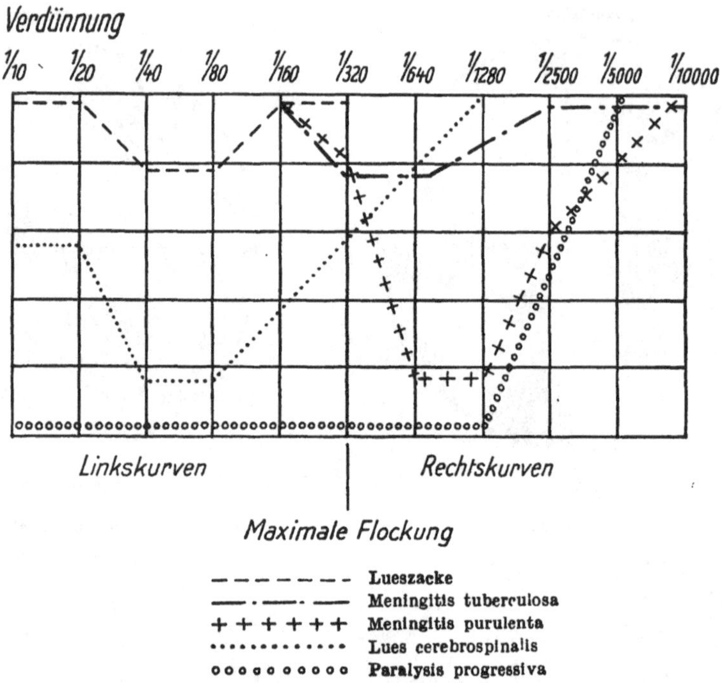

Goldsolkurven

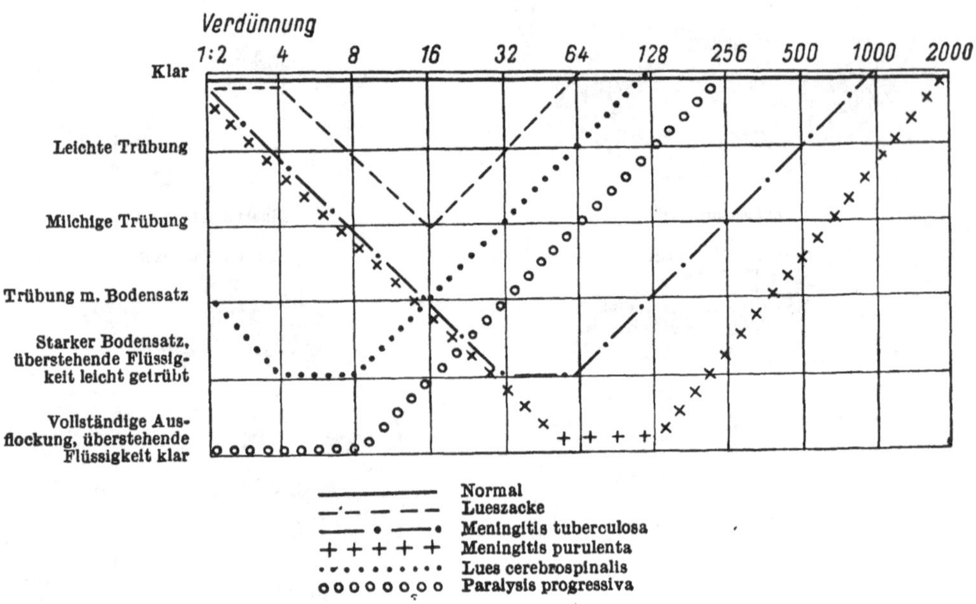

Mastixkurven

Liquorsediment

Erythrozyten und Leukozyten

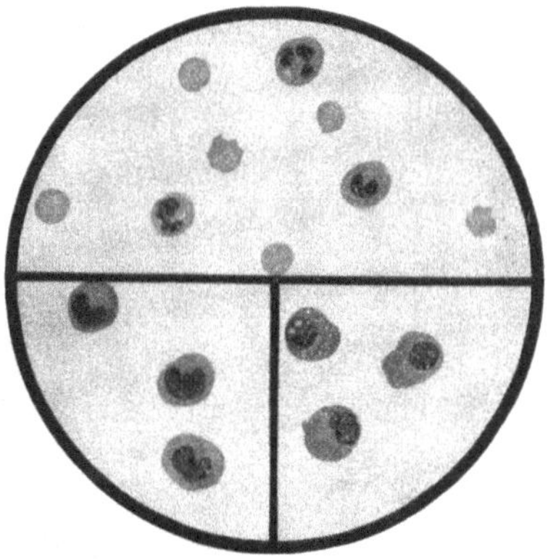

Monozyten Plasmazellen

Lymphozyten

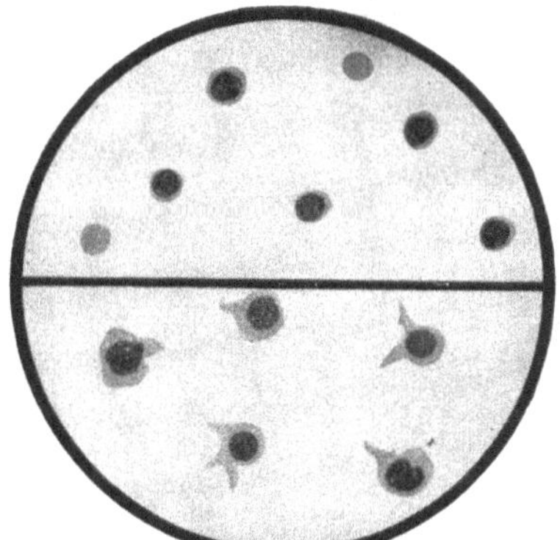

geschwänzte Lymphozyten

Makrophagen

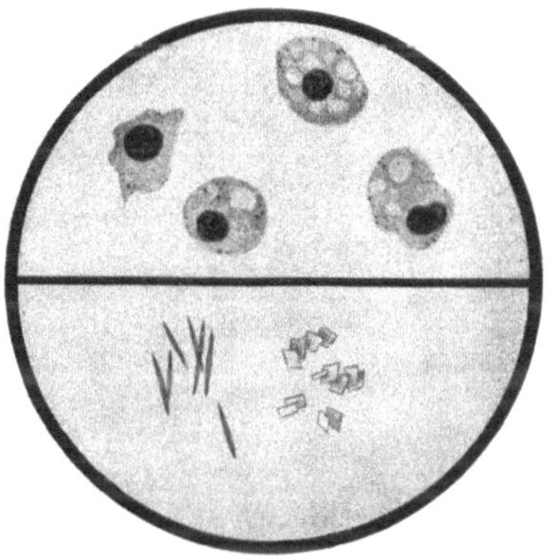

Fettsäurenadeln und Cholesterinkristalle

Gitterzellen

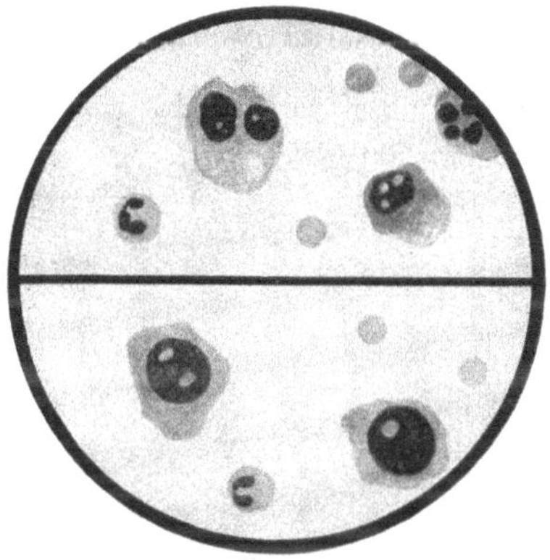

Tumorzellen

Tuberkelbazillen

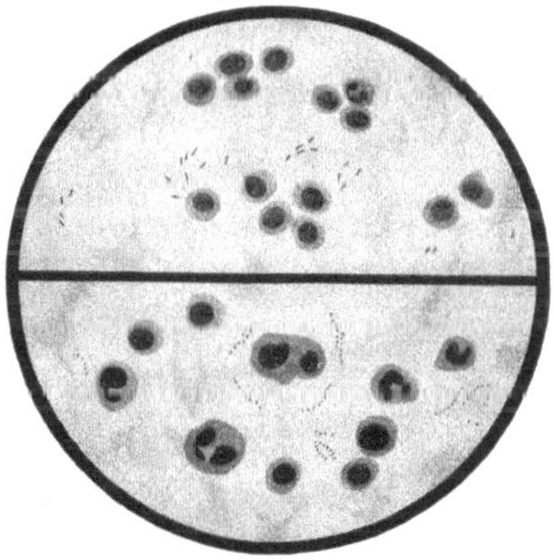

Streptokokken

Pneumokokken

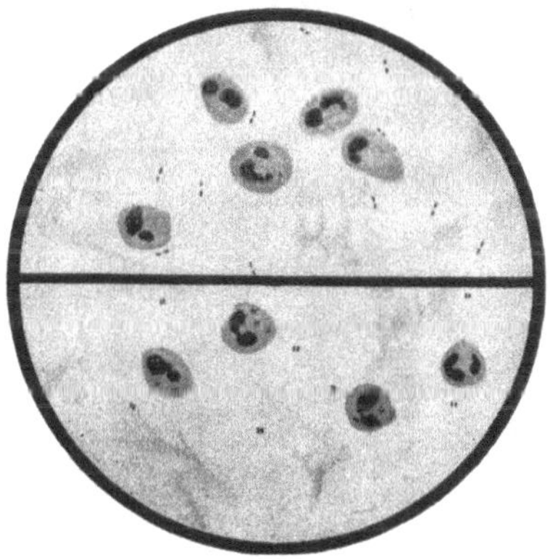

Meningokokken

Sputummorphologie

Eosinophile Leukozyten und
Charkot-Leydensche Kristalle

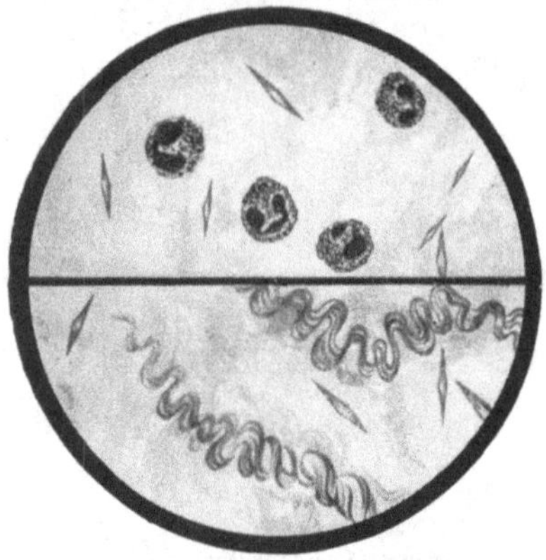

Curschmannsche Spiralen mit
Charkot-Leydenschen Kristallen

Herzfehlerzellen

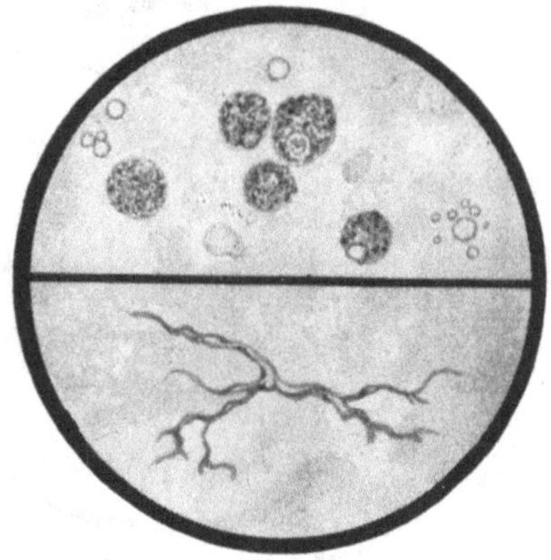

Fibringerinnsel

Speichelkörperchen und Plattenepithelien
aus Mund und Larynx

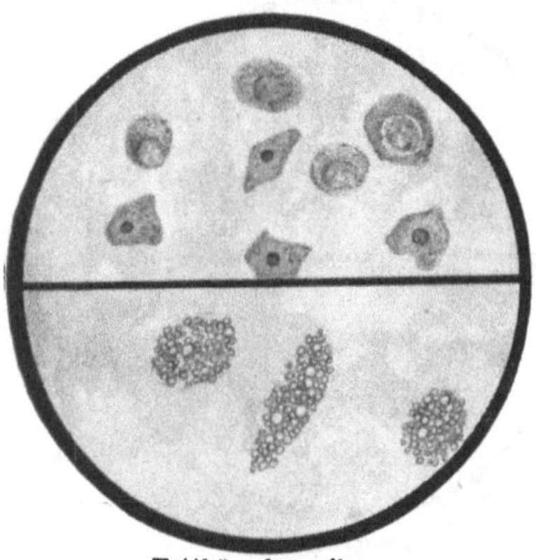

Fettkörnchenzellen

Elastische Fasern

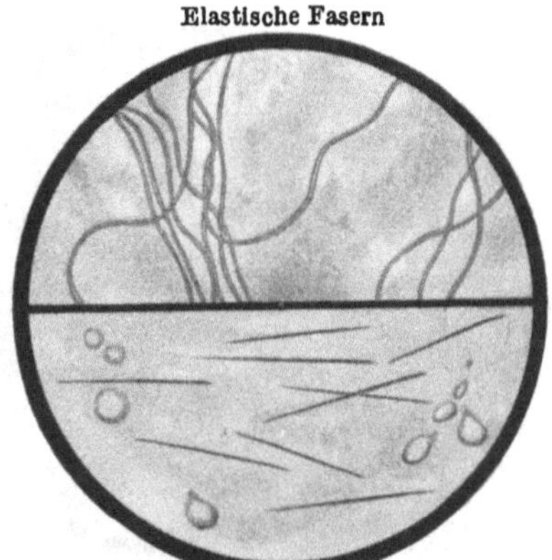

Fettsäurenadeln und Neutralfett

Flimmerepithelien

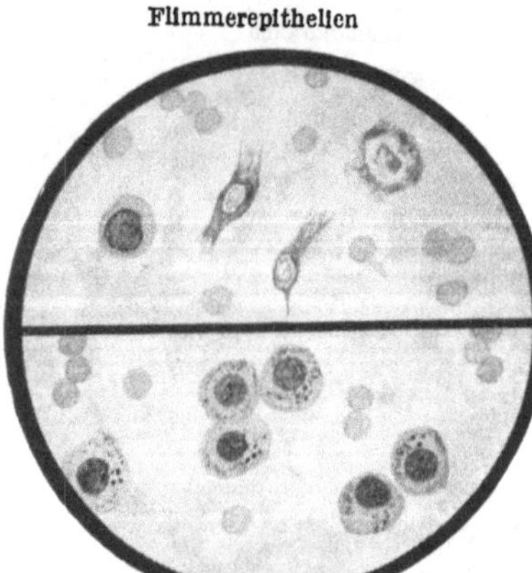

Rundzellige Alveolarepithelien z. T. mit Pigment

Tumorzellen

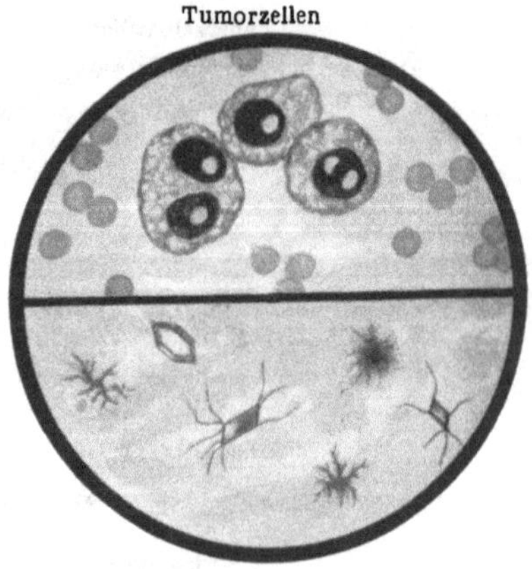

Hämatoidinkristalle

Sputumbakteriologie

Tuberkelbazillen

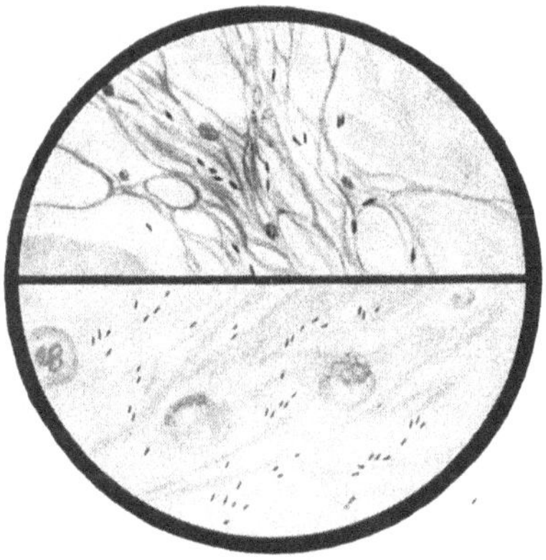

Influenzabazillen

Pneumokokken

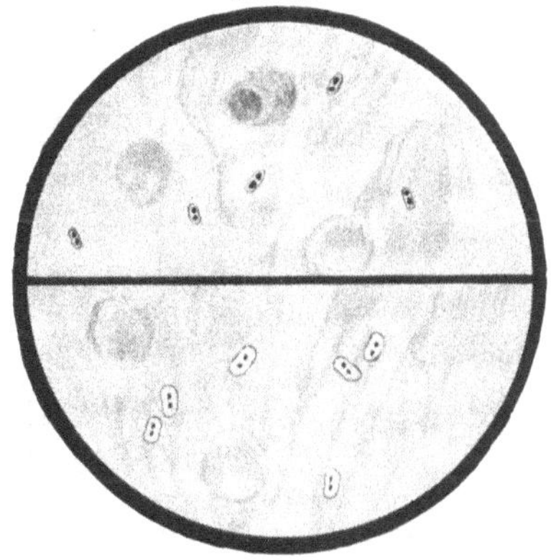

Neufeldsche Quellungsreaktion bei Pneumokokken

Fusiforme Stäbchen und Spirillen

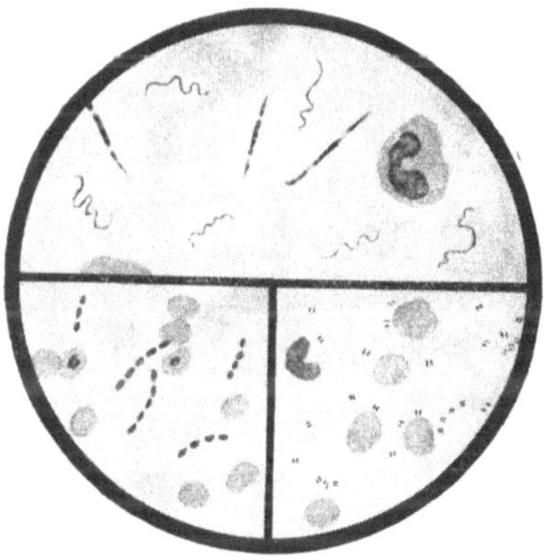

Milzbrandbazillen Micrococcus catarrhalis

Micrococcus tetragenes Diphtheriebazillen

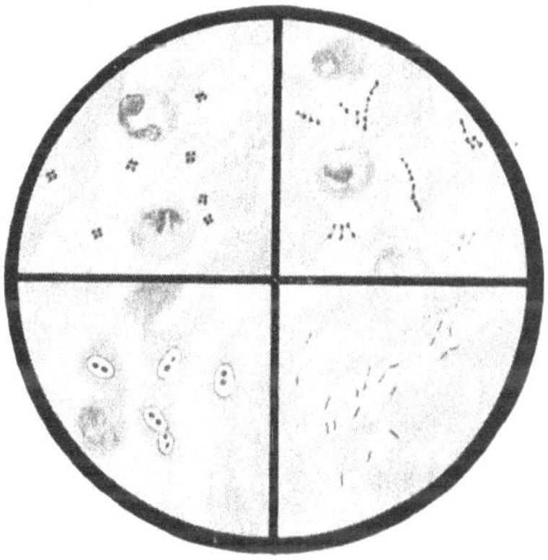

Pneumobazillus Friedländer Keuchhustenbazillen

Kokzidien Soor

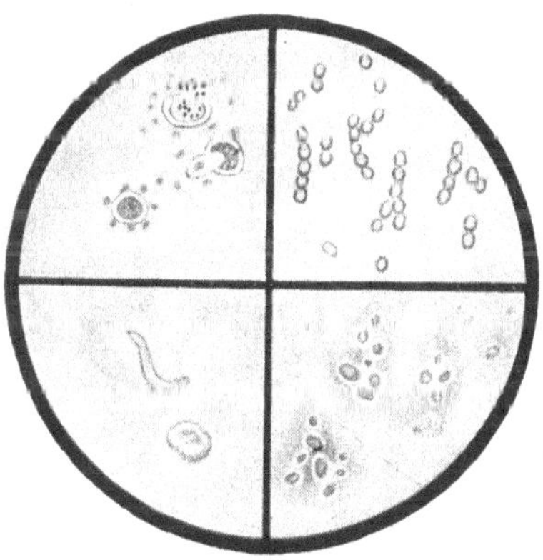

Porocephalus Hefezellen

Leptothrix Streptothrix

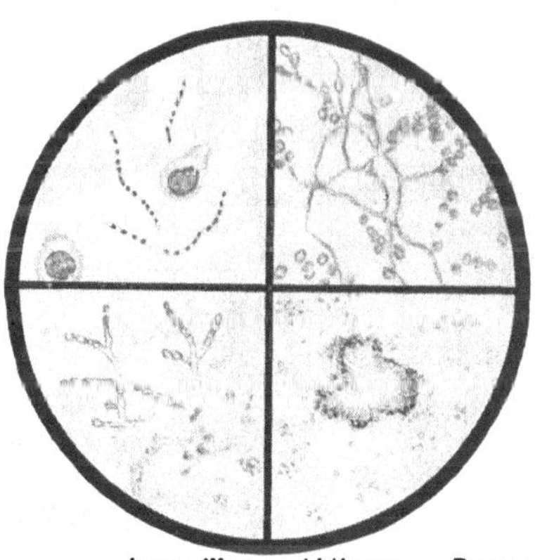

Aspergillus Aktinomyces-Drusen

Hormon-Teste

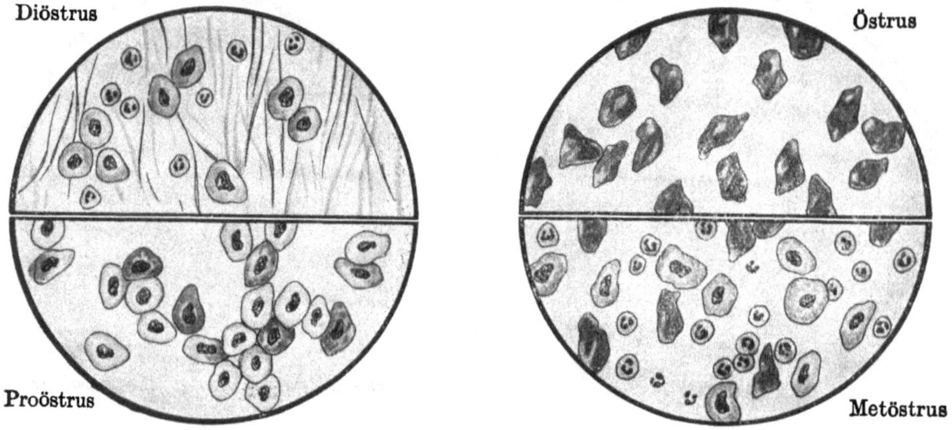

Allan-Doisy-Test zum Follikelhormonnachweis

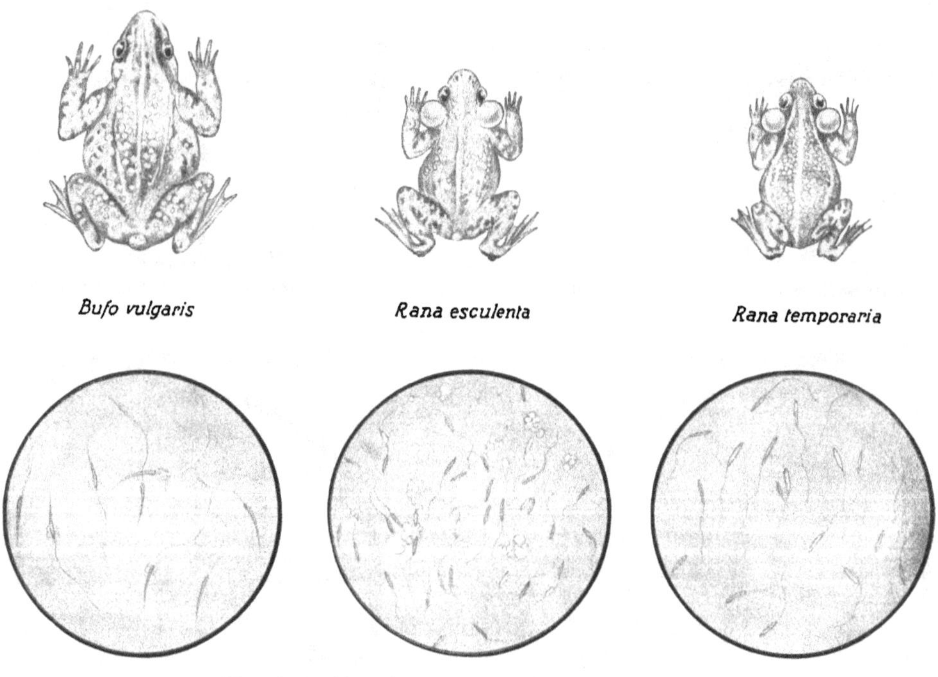

Männliche Frösche und deren Spermien für den

Galli-Mainini-Test zum Schwangerschaftsnachweis

Zytologie von Trans- und Exsudaten

Normale Transsudatzellen

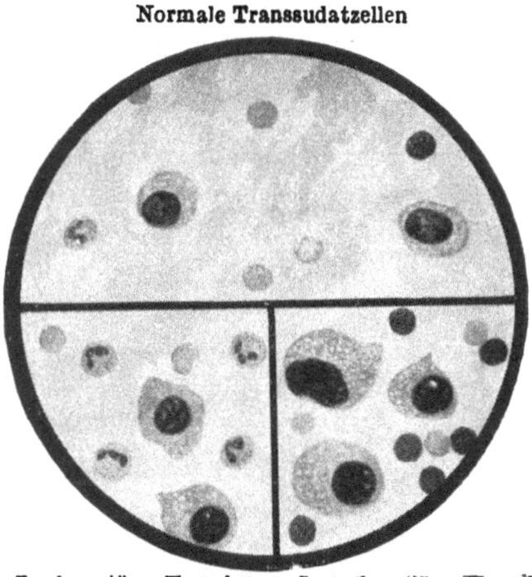

Leukozytäres Exsudat Lymphozytäres Exsudat

Tumorzellen bei Bronchialkarzinom

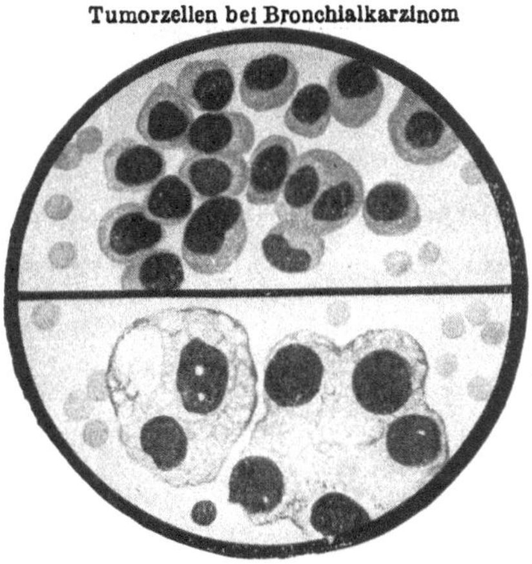

Tumorzellen

„Siegelring“-Zellen

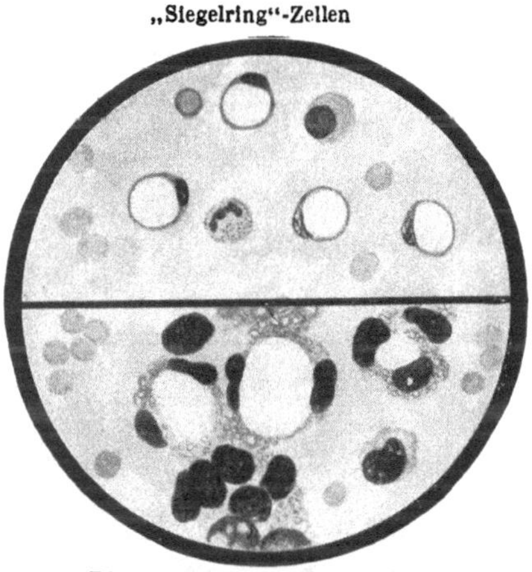

Riesenvakuolen bei Tumorzellen

Tumorzellverband

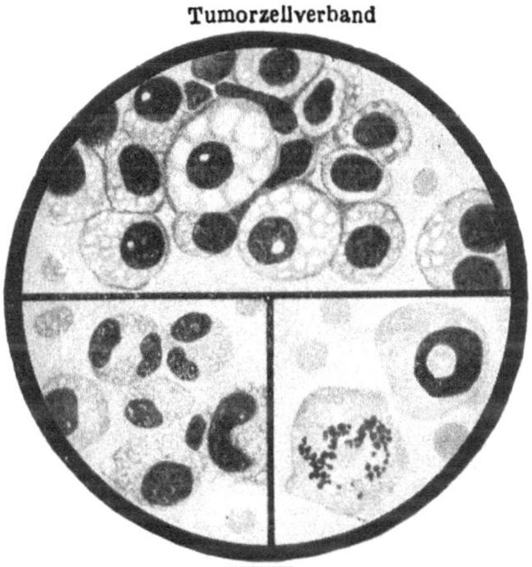

Tumorzellen z. T. mehrkernig Tumorzellen mit Mitose

Chylöser Aszites mit Fetttropfen, Fettsäurenadeln und fettig-degenerierten Epithelien

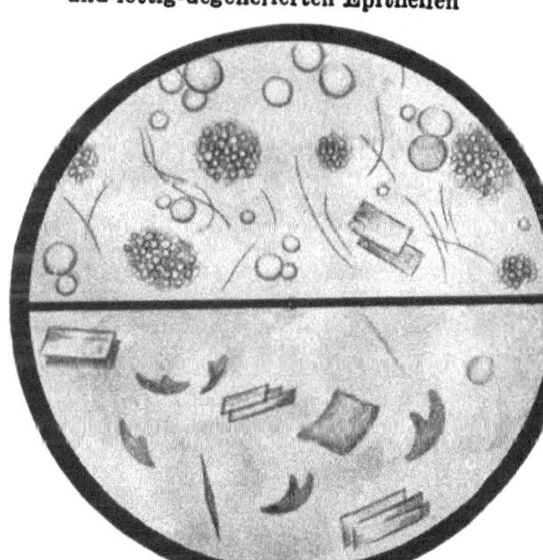

Echinokokkushaken und -membranen

Pleuraendothelien mit kleinen Nukleolen (nach QUENSEL gefärbt)

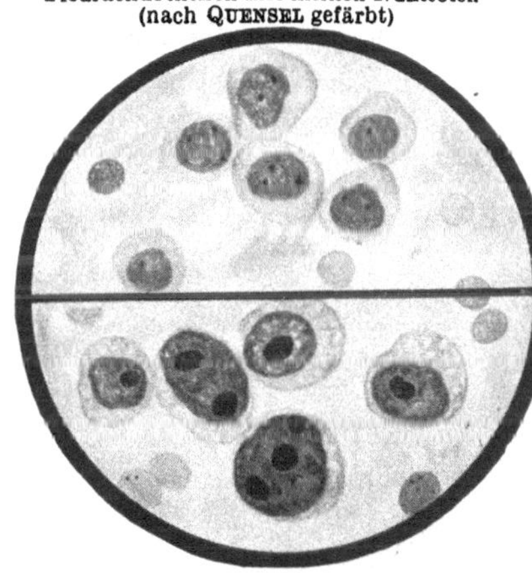

Tumorzellen mit großen Nukleolen (nach QUENSEL gefärbt)

Magen- und Duodenalsediment

Zellen im alkalischen Magensaft

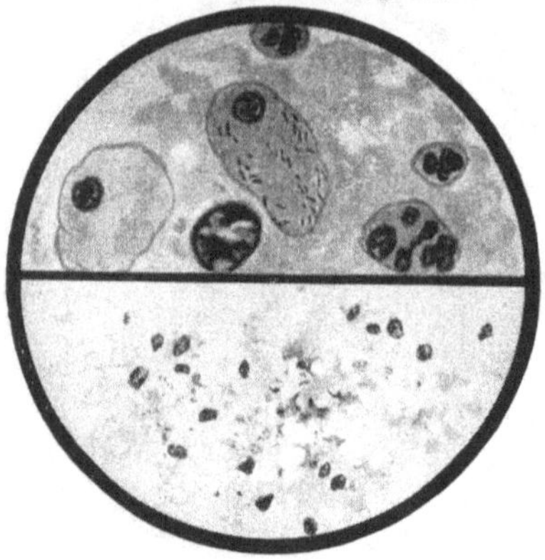

Zellen im sauren Magensaft

Boas-Opplersche Stäbchen
im sauren Magensaft

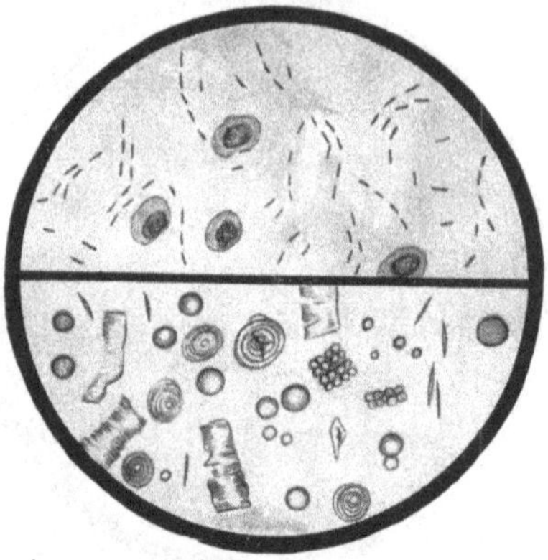

Magensaftsediment mit Fettsäurenadeln, Muskelstücken, Fetttropfen, Stärkekörnern, Sarzinen und Hefen

Hefezellen im Magensaft

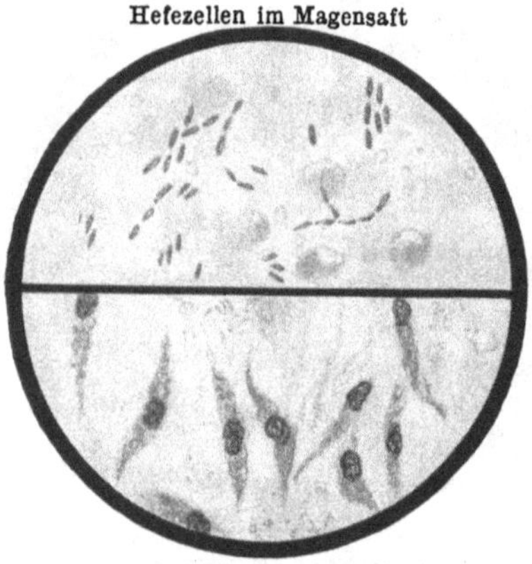

Cholangitis infectiosa mit abgeschilferten Gallengangsepithelien

Duodenalsediment mit hyalinen Gallenzylindern und Pigmentkalk

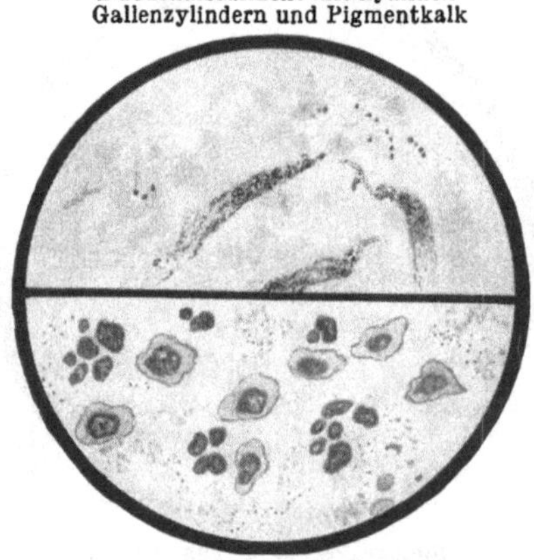

Vereinzelte Tumorzellen bei Pankreaskopf-Karzinom mit Bilirubinkalk im Duodenalsaft

Spirochaeta icterogenes (Weil) Leptospira grippotyphosa (1:6000 elektr. op.)

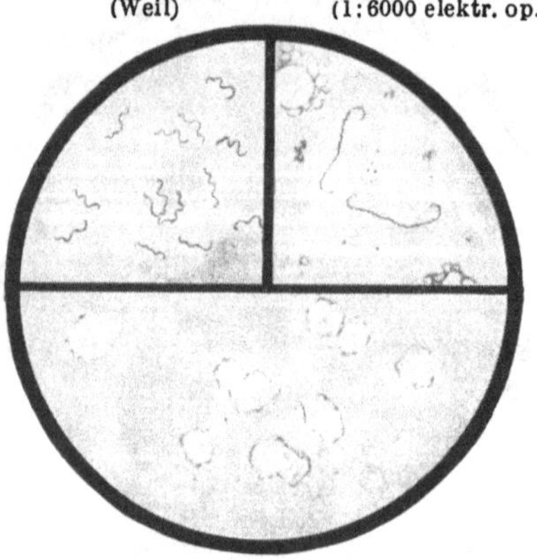

Duodenalsediment mit angedauten Plattenepithelien (ungefärbt)

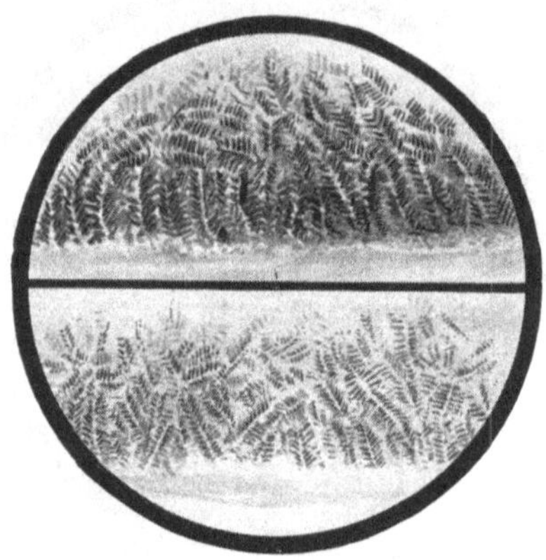

Eintrocknungsbilder des Magensaftes

Fäzes-Mikroskopie

Normalstuhl nach Probediät mit Muskelbruchstücken, leeren Kartoffelzellen, Kalksalzen, Seifenschollen, Spelzenresten und Detritus

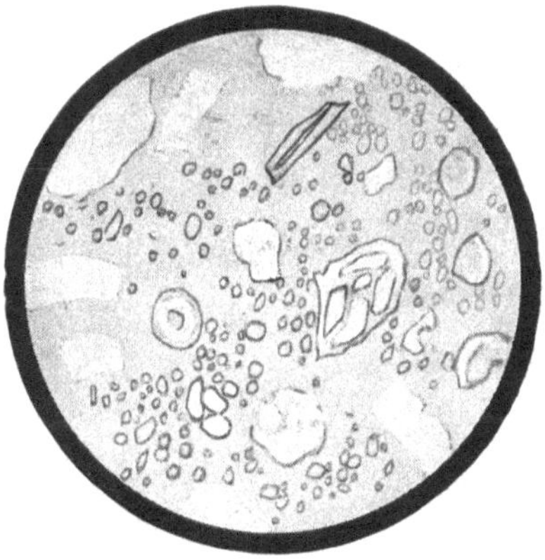

Pathologischer Stuhlbefund nach Probediät mit unverdauten Muskelfasern, Fettsäurenadeln und Neutralfetten, Stärkekörnern aus Kartoffelzellen und Hefezellen

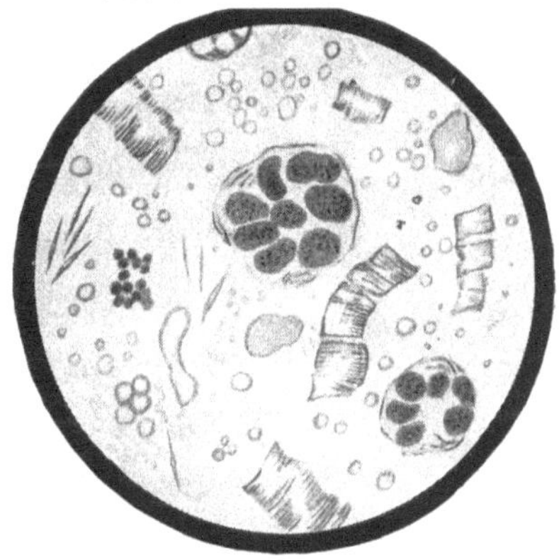

Schleimmembranen bei Colica mucosa

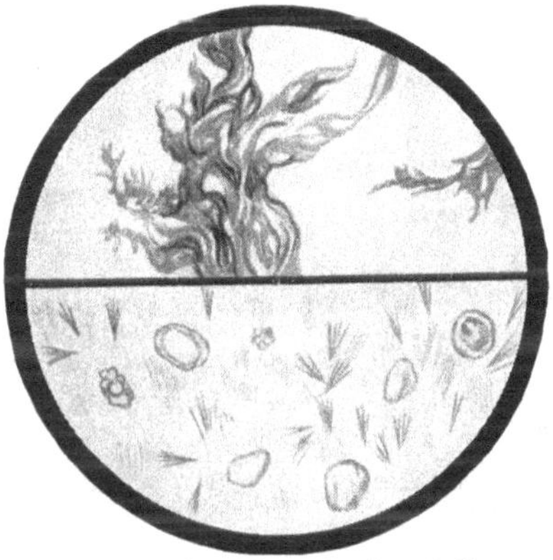

Fettseifenkristalle und Seifenschollen

Gärungsdyspepsie mit Kartoffelzellen mit verkleisterten Stärkekörnern und positiver Jodreaktion

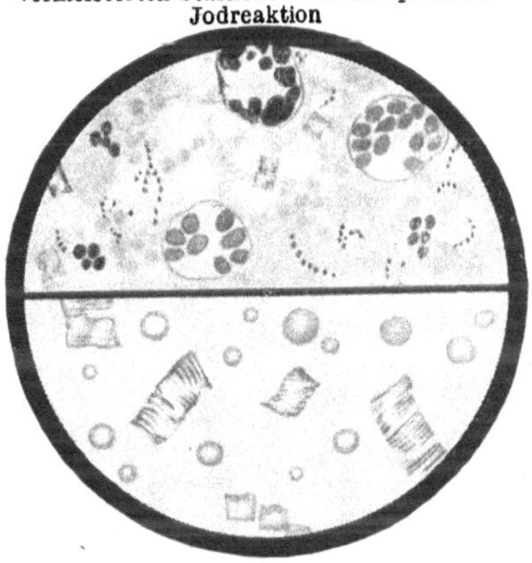

Fäulnisdyspepsie mit Kreatorrhoe und Steatorrhoe

Hefen- und Leptothrixfäden Verschiedene Stuhlbakterien

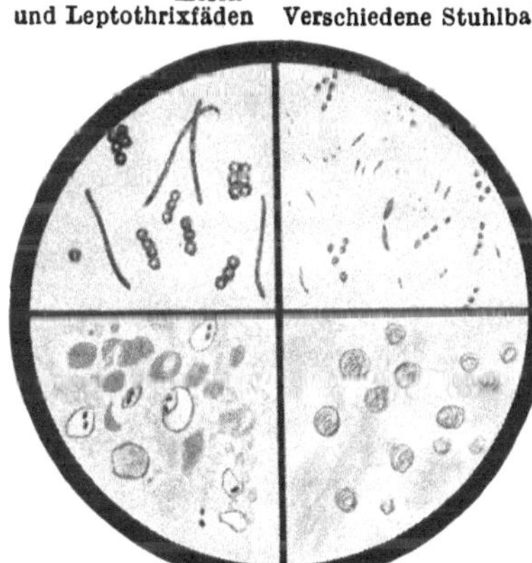

Monaden Clostridien

Spelzenreste von Zerealien Zerealienteile

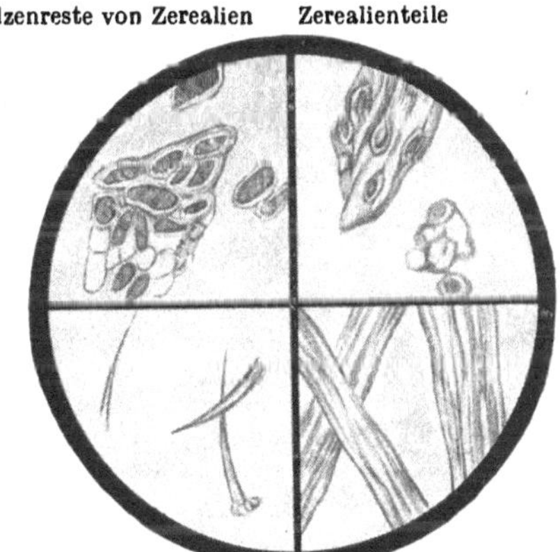

Pflanzenhaare Spargelfasern

Darmparasiten I

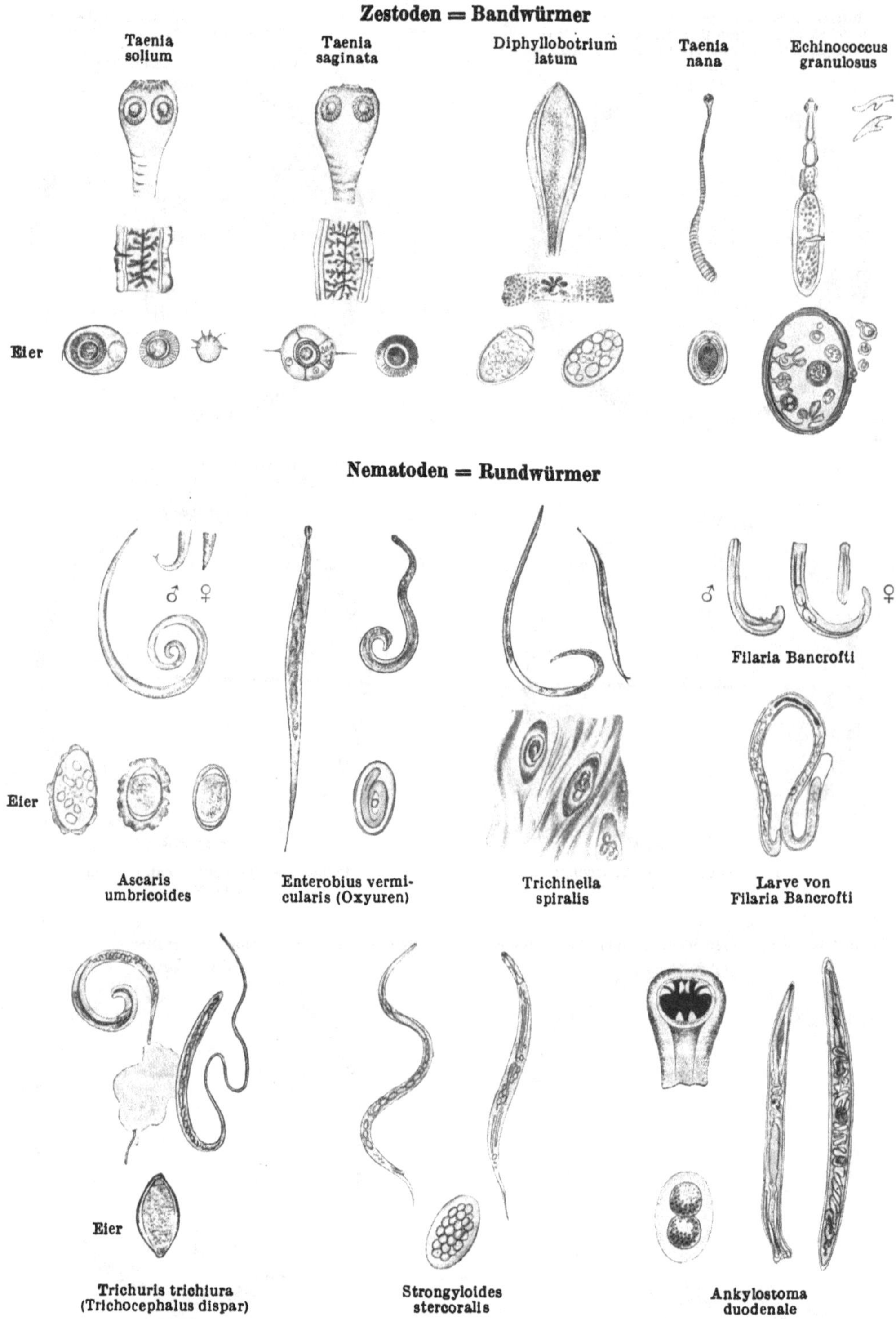

Darmparasiten II

Trematoden = Saugwürmer

Fasciola hepatica

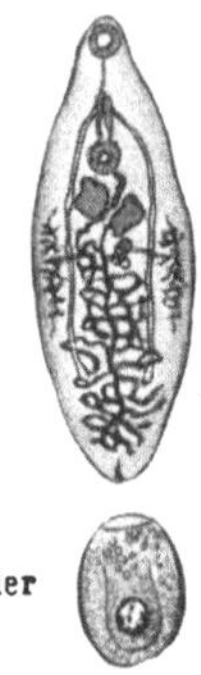

Eier

Dicrocoelium dentritium

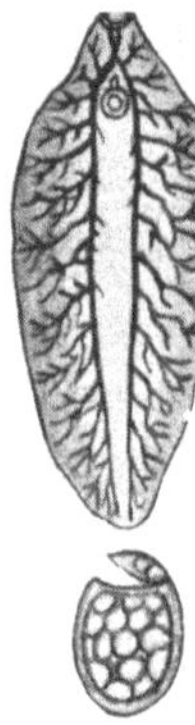

Fasciolopsis buski

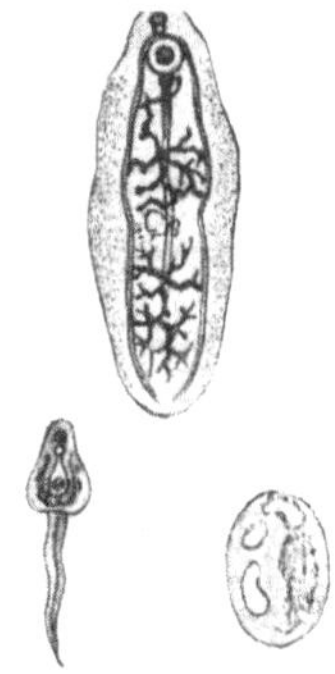

Opistorchis sinensis

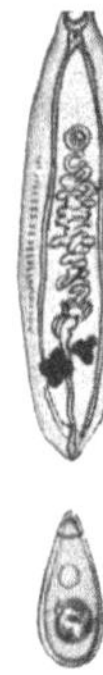

Schistosoma mansoni

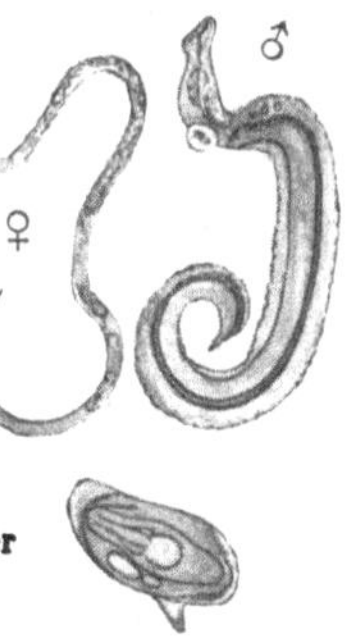

Eier

Schistosoma japonicum

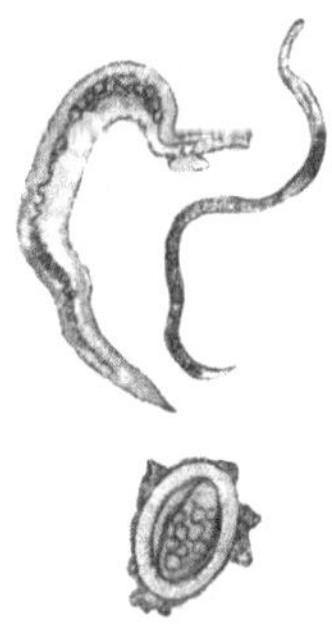

Schistosoma haematobium = Bilharzia

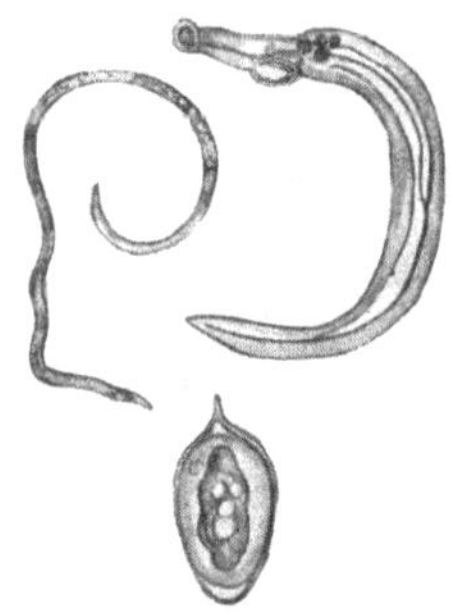

Keine Würmer, sondern Pollenkörner

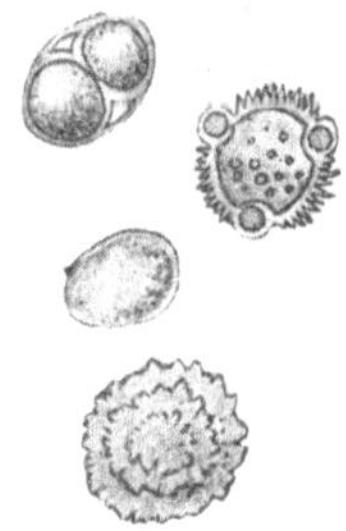

Darmprotozoen

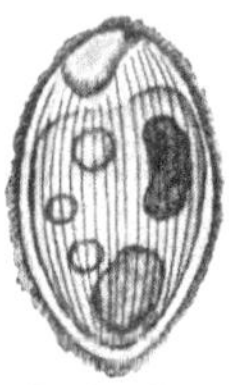

Balantidium coli

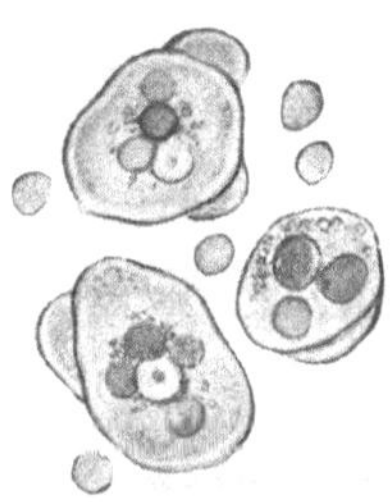

Entamoeba histolytica

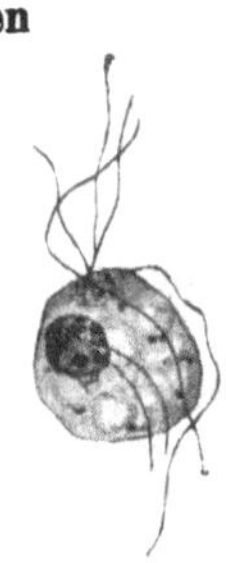

Trichimonas vaginalis

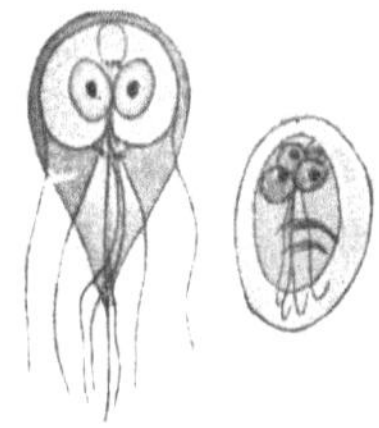

Trichimonas intestinalis s. Lamblia intest.

Verschiedene Parasiten

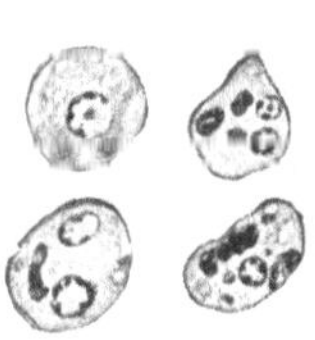

Sporo-Kokzidien

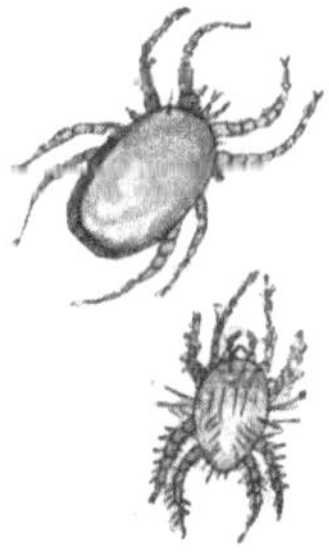

Milben

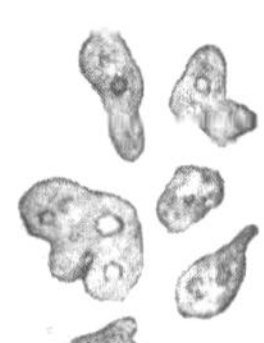

Monaden

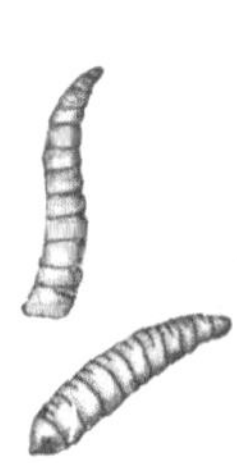

Myiasis intestinalis

Spermiogramm

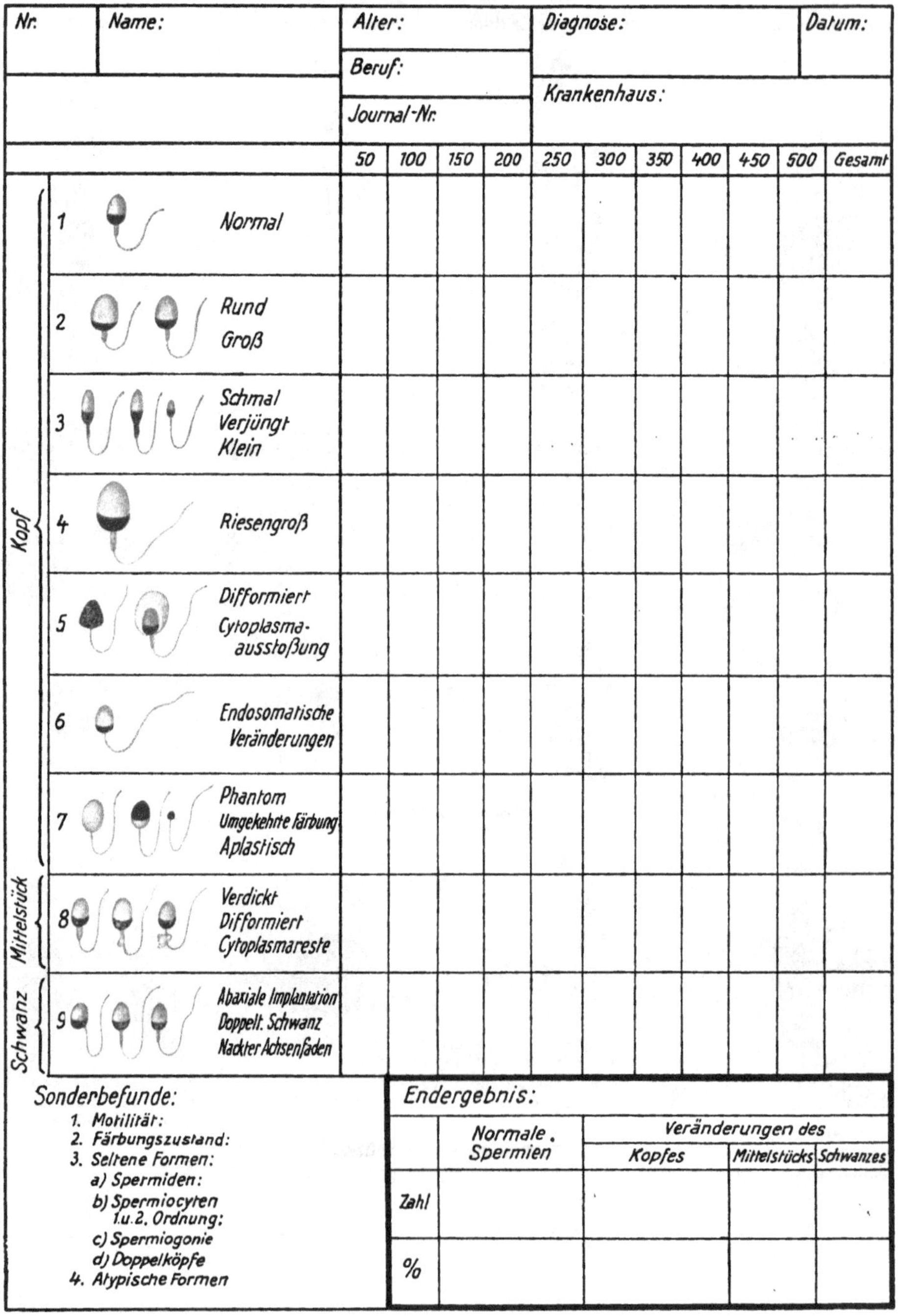

Nr.	Name:	Alter:	Diagnose:	Datum:
		Beruf:	Krankenhaus:	
		Journal-Nr.		

			50	100	150	200	250	300	350	400	450	500	Gesamt
Kopf	1	Normal											
Kopf	2	Rund Groß											
Kopf	3	Schmal Verjüngt Klein											
Kopf	4	Riesengroß											
Kopf	5	Difformiert Cytoplasma-ausstoßung											
Kopf	6	Endosomatische Veränderungen											
Kopf	7	Phantom Umgekehrte Färbung Aplastisch											
Mittelstück	8	Verdickt Difformiert Cytoplasmareste											
Schwanz	9	Abaxiale Implantation Doppelt. Schwanz Nackter Achsenfaden											

Sonderbefunde:

1. Motilität:
2. Färbungszustand:
3. Seltene Formen:
   a) Spermiden:
   b) Spermiocyten 1.u.2. Ordnung:
   c) Spermiogonie
   d) Doppelköpfe
4. Atypische Formen

Endergebnis:

	Normale Spermien	Veränderungen des Kopfes	Veränderungen des Mittelstücks	Veränderungen des Schwanzes
Zahl				
%				

Spermiogramm nach Stiasny

MIX
Papier | Fördert gute Waldnutzung
FSC® C083411

Zeitfracht Medien GmbH
Ferdinand-Jühlke-Straße 7
99095 Erfurt, Deutschland
produktsicherheit@kolibri360.de